改訂新版 開業医だから発見できる

口腔がん

そのサインの見つけ方と対応法

新谷 悟 著

クインテッセンス出版株式会社　2016

Tokyo, Berlin, Chicago, London, Paris, Barcelona, Istanbul, Milano, São Paulo, Moscow, Prague, Warsaw, Delhi, Bucharest, and Singapore

プロローグ

あなたの患者さんにも、いるかもしれません

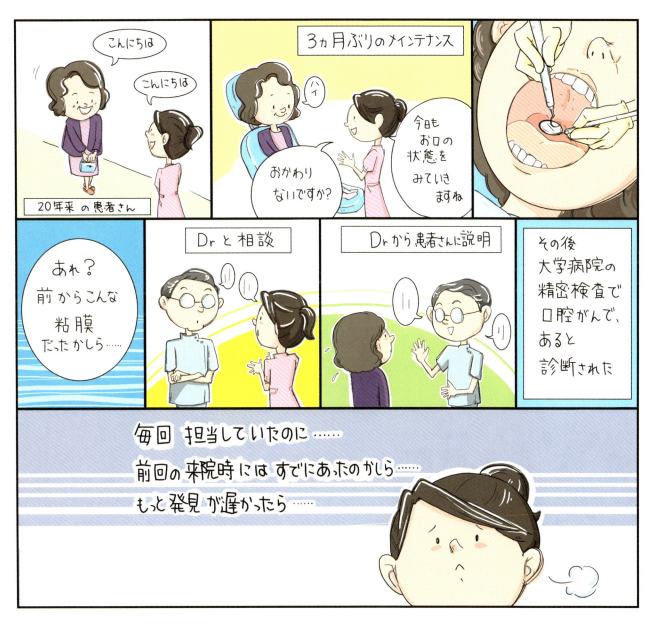

このような出来事に困惑する歯科衛生士であった。

プロローグ

<u>口腔がんは早期に発見し早期に治療することで治すことができる病気です。他のがんとは異なり直接目で見て触ることができます。『早期に口腔がんを発見する』担い手は、地域にいる歯科診療所の皆さんです。</u>

　口腔がんは早期に発見し早期に治療することで治すことができる病気です。他のがんとは異なり直接目で見て触ることができます。『早期に口腔がんを発見する』担い手は、地域にいる歯科診療所の皆さんです。

　日本は超高齢社会を迎えています。戦後のベビーブーム世代が65歳以上になる今後10数年の間に急速に人口の高齢化が進み、2040年ごろには65歳以上の高齢者人口は、総人口のおよそ3分の1を占めると推測されています。歯科の役割も歯の健康から口腔ケアも含めた口の健康の維持・向上へと変化しています。そして、口の健康を守る歯科医師や歯科衛生士など歯科医療従事者の役割に口の粘膜のケアが含まれることは、もはや常識になっています。歯周炎のみならず口内炎や舌が痛い、粘膜の違和感を患者さんから相談された経験のある方も多いのではないかと思います。

　日本人の2人に1人が「がん」に罹り、3人に1人が「がん」で亡くなります。胃がんや肺がん、大腸がん、あるいは乳がんや子宮がんがあることは知っていても、口の中にがんができることを知らない人が多いのが現状です。口の粘膜にできた「あれ」や「痛み」はすべて口内炎で、放置してもいずれ治ると考えている人が多いのです。日本では年間約7,000人が口腔がんに罹患します。その頻度は子宮頸部がんとほぼ同じですが、その認知度は低いのが現状です。

　口は消化器の入口であるとともに呼吸器の入り口であり、「話す」「食べる」「飲む」などといった、私たちの「生活の質」に直接深く結びついています。さらに顔の下半分を占め、見た目にも重要な部分です。この部分にがんができると、治療により口のはたらきが妨げられ、「生活の質」が著しく低下してしまう場合があります。

　口腔がんは早期に発見されると、小さく病変を切り取るだけでほとんど口のはたらきに障害も残りませんし、がんで命を落とすこともほとんどありません。しかし発見が遅れて進行がんになりますと2ヵ月近く続く放射線治療を受けなければならない場合や、抗がん剤の投与やそれにもまして口の中や、あるいは顎骨、顔などを手術で切らなければならないことになります。そのような場合には、がんにより切除された組織を、手や足や胸などの他の部分から組織を移植して補わないといけない場合も少なくありません。さらに進行がんでは、首のリンパ節にがんが転移することで、肺や肝臓などの他の臓器に転移して、命を失う可能性も高くなります。

　口の中を見るわれわれ歯科医療従事者が、口の中にできる口腔がんや前がん病変などの粘膜の異常を早期に発見することが本当に大切になってきています。われわれが早期に口腔がんを発見することで、その人は口腔がんで命を落とすことなく生活の質も落とすことなく健康な笑顔で、またあなたのもとに来てくれるでしょう。もし、口腔がんを意識していない歯科診療所で口の中のメインテナンスをしたとしたら、そして進行がんになるまで見落としていたとしたら……。これからは地域にいる皆さんが口腔がんの第一発見者になる時代です。

2016年　夏

新谷　悟

Contents

プロローグ …………………………………………………………………… 3

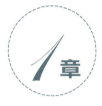

1章 取り入れよう！メインテナンス時の口腔がん診査 …………… 9

1 口腔がん診査の手順をマスターしよう ………………………………… 10

口腔粘膜のこんな変化をとらえよう ……………………………… 10
診査時は、目と指を使ってチェック ……………………………… 10
順番に粘膜をチェックしていこう ………………………………… 11

2 患者さんに勧めよう！セルフチェック ………………………………… 15

患者さんに勧めるセルフチェック表 ……………………………… 15
セルフチェックの指導時に患者さんに伝えること ……………… 16

Contents

2章 「何か変？」に気づこう！口腔がんのサイン … 17

- *1* 歯肉 に現れる病変 … 18
- *2* 口蓋 に現れる病変 … 26
- *3* 口底 に現れる病変 … 29
- *4* 頬粘膜 に現れる病変 … 32
- *5* 舌 に現れる病変 … 35
- *6* 口腔外周囲 に現れる病変 … 42
- *7* 口腔がんと 間違えやすい さまざまな口腔粘膜病変 … 43

3章 もしも異常が見つかったら〜発見後の対処法〜 … 55

- *1* 知っておこう！患者さんが受けるがん治療の流れ … 56
  - 異常発見！その後の流れ … 56
  - 専門医でのがん治療の流れ … 57
  - ３つのがん治療を知っておこう … 58
- *2* 専門医に引き継ぐまでの口腔ケア＆生活指導 … 61
- *3* 放射線治療中の口腔ケア方法 … 62
  - ケアの基本は刺激を与えない … 62
  - 口内炎＆咽頭炎のケア方法 … 63
  - 薬剤・薬液の適応＆注意点 … 64
  - カンジダ症への対応 … 65
  - 出血への対応 … 65
  - 口腔乾燥への対応 … 65

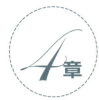

4章 これだけは知っておきたい！口腔がんの基礎知識……67

1 口腔がんの現状と歯科医療従事者の役割 …… 68
- 年齢別・男女別口腔がん罹患者数（688症例）…… 69
- 部位別口腔がん罹患者の割合（688症例）…… 69

2 これだけは知っておきたい口腔がんのステージ分類 …… 70
- ステージ分類 …… 70
- ステージ分類と治療の成果 …… 70

3 これだけは知っておきたい関連用語集 …… 71

ちょこっと解説

- 肉芽（組織）とは …… 19
- 乳頭腫とは …… 19
- 腫瘤とは …… 20
- 潰瘍とは …… 21
- 白板症とは …… 21
- エプーリスとは …… 24
- 肉腫とは …… 25
- びらんとは …… 27
- 有茎性とは …… 30
- しこり（硬結）とは …… 33
- 全摘生検とは …… 36
- 紅板症とは …… 47
- 円板状エリテマトーデスとは …… 48

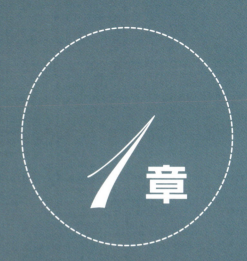

取り入れよう！
メインテナンス時の口腔がん診査

口腔がん診査の手順をマスターしよう

口腔粘膜のこんな変化をとらえよう

❶ 粘膜に傷（潰瘍、びらん、表面の粗造な部分）がないか

❷ 粘膜に赤い斑点や赤い部分がないか

❸ こすってもとれない白い斑点や白い部分がないか

❹ 周りの健全な組織との境界がはっきりしない「しこり」や「腫れ」「できもの」がないか

❺ 抜歯後なかなか治らない部分がないか

少しでも色が違っていたり、表面がザラザラしていたり、粗造であったりすると要注意です。

診査時は、目と指を使ってチェック

● 口腔がんの診査には視る（視診）だけではなく、触ること（触診）も大切です。患者さんに「口の中の粘膜の状態を診ますので、少し、指で触らせてください」と説明してから診査に入るようにしましょう。

順番に粘膜をチェックしていこう

　歯のメインテナンスと同じ要領で、水平位がよいと思います。十分に明るい光とデンタルミラーを用意し、義歯などがあれば、あらかじめ外してください。

　まず患者さんに「口の中の粘膜で、ただれた部分や色が違う部分、気になる部分はありませんか？」と聞いてください。鼻づまりや、鼻出血、顔でしびれている部分がないかも聞いておいた方がよいと思います。さらに、口の診査に入る前に、患者さんの首のあたりも少し見て、腫れなどがないことを確認しておくのもよいでしょう。「首のリンパ節を少し触らせてください」と、首を触らせていただいてもよいでしょう。口腔がんのリンパ節転移の他、口の中の病気が首にしこりなどを生じさせることもあるからです。

❶ 口唇＆唇側粘膜＆唇側歯肉

　口を閉じた状態で上下の口唇の表面を観察し、指で撫でるように触りましょう。次に口唇の内面の粘膜を触りながら丹念にチェックしていきます。この時、前歯部の歯肉のチェックも行います。

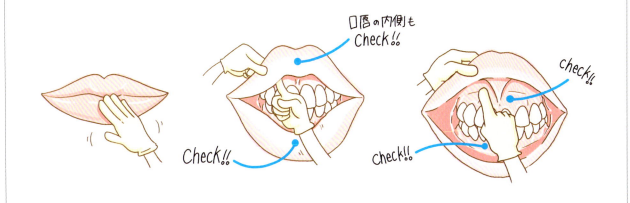

❷ 頬側歯肉

　前歯を咬合した状態のままで頬粘膜にデンタルミラーを入れます。少し外へ引っ張り、上下顎の臼歯部の歯肉の状態を確認します。これは左右行ってください。これで唇側と頬側の歯肉は確認できました。

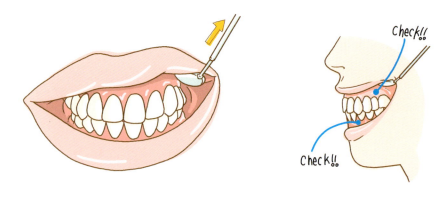

❸ 頬粘膜

　開口してもらい頬粘膜を確認します。この時には、粘膜の表面に赤くなっていたり白くなっていたりなどの異常がないかをしっかりと見ながら、同時に指で頬粘膜全体を撫でるようにして、異常がないか、粘膜下にしこりがないかを確かめながら行うことが大切です。

　右側の診査の時はやや右側に、左側の診査の時はやや左側に顔を向けてもらう方が、見やすいでしょう。

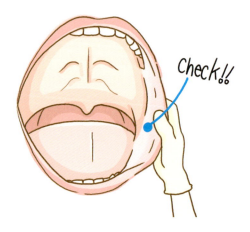 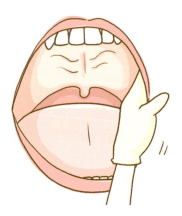

❹ 口蓋＆唾液腺

　やや頭を後ろへそらし気味にしてもらい、硬口蓋の診査を行います。粘膜の異常とともに腫れた部分がないか確認してください。抜歯後の治癒不全から、がんが見つかることも少なくありませんので、その点も注意してください。また、第一大臼歯、第二大臼歯の内側には口蓋腺という唾液腺があり、ここに唾液腺腫瘍ができることがありますので、ここも要注意です。

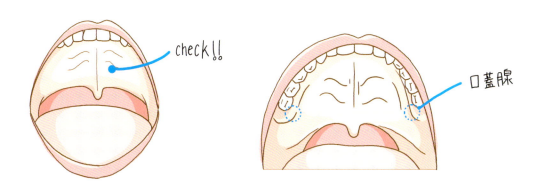

❺ 口底＆舌側歯肉

　やや頭を前にしてもらい、口底と舌側歯肉の診査を行います。口底の粘膜は薄く、舌下ヒダの直下には舌下腺があります。真の腫瘍ではありませんが、がま腫（舌下腺の唾液が漏出してたまる病気）などの腫瘤をみることがあります。また、第二大臼歯の後方の内側には臼後腺という唾液腺があり、ここに唾液腺腫瘍ができることがありますので、ここも要注意です。この時、舌の裏側を一緒に確認しておくとよいと思います。ここでも指による触診が大切になってきます。

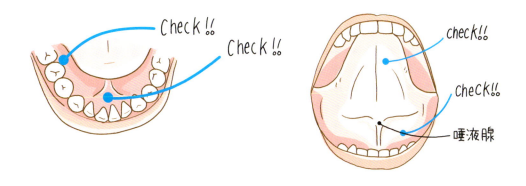

❻ 舌

　舌を前に出してもらい、ガーゼで挟みながら親指と人差し指で舌の先を優しく引っ張ります。その時点で、「力を抜いてください」と声をかけ、指で舌、外側、舌縁部を撫でるように触りながら粘膜の変化やしこりなどがないかを確認します。

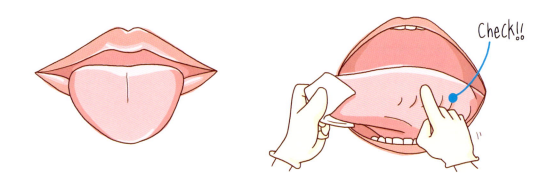

❼ 軟口蓋＆口蓋垂＆扁桃腺＆咽頭

　最後に、舌後方にデンタルミラーを置き、軽く押さえて患者さんに「あーっ」と声を出してもらいながら、軟口蓋と口蓋垂、そして見える範囲で扁桃腺と咽頭を確認します。

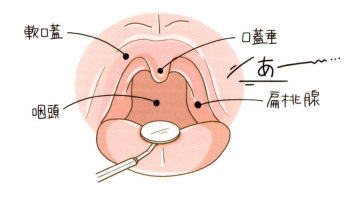

　以上で終了になります。もしも1時間のメインテナンス中に行うのであれば、まず、義歯などを外してもらい、十分に洗口してもらいます。初めの10分ほどかけて口腔がんの診査を行い、その後歯周病の診査などを実施するのがよいと思います。

患者さんに勧めよう！セルフチェック

患者さんにまず、口腔がんという口の中の粘膜にできるがんがあることを知ってもらうようにしましょう。そして早期に発見すれば、他のがんと同じように適切な治療で完全に治すことができる場合が非常に多く、ほとんど支障も残らないことも伝えてください。また、口腔内にできるがんは、自宅での定期的なセルフチェックや歯科医院での診査によって、口腔がんを早期に発見できる可能性が著しく増すことを伝えてください。

患者さんに勧めるセルフチェック表

- ☐ 口の中の粘膜が赤くなっている部分がある
- ☐ 口の中の粘膜が白くなっている部分がある
- ☐ 口の中に「しこり」や「腫れ」など肥大した部分がある
- ☐ 口内炎が2週間たっても治らない部分がある
- ☐ 口の中から出血がある
- ☐ 入れ歯が痛みや腫れで合わなくなったり、違和感がある
- ☐ 原因不明の歯のぐらつきが続いている
- ☐ 抜歯後なかなか治らない状態が続く
- ☐ 頬や舌が動かしずらい
- ☐ しゃべりにくい
- ☐ 口の中に痛い部分がある
- ☐ 首の周りのリンパ節が腫れている
- ☐ 片方だけの鼻づまりがある

セルフチェックの指導時に患者さんに伝えること

❶ 懐中電灯か他の明るいライトを使って口の中を見る

❷ 取り外せる歯科用の装置（義歯、保定装置など）を取り外す

❸ ミラーで口唇の内側と外側の歯肉を見て触ってみる

❹ 頬を外側に引っ張って、内側の粘膜も同様に調べる

❺ 頭を後ろに傾けて口蓋（口の中の天井）を調べる

❻ 舌を出してすべての表面を調べる。特に舌の横と裏側も調べる

❼ 首と顎の下の腫れやこぶを触ってみる

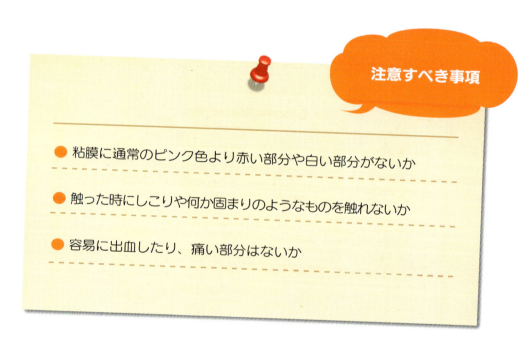

注意すべき事項

● 粘膜に通常のピンク色より赤い部分や白い部分がないか

● 触った時にしこりや何か固まりのようなものを触れないか

● 容易に出血したり、痛い部分はないか

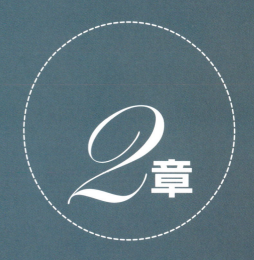

2章

「何か変？」に気づこう！口腔がんのサイン

　口腔がんの診断は難しい──口腔がんと25年以上戦ってきた筆者が言うので、これは間違いありません。口腔粘膜疾患との違いを診断することも困難です。
　ここでは初期から進行がんまでの病態写真を紙面が許す限り掲載しますが、筆者のような専門家でも病変の一部を切り取る（組織生検）あるいは病変の表面をブラシでこすり（細胞診）、顕微鏡で組織や細胞を観察する病理検査をしないとわからないことがあることを知っておいていただきたいのです。それは、すなわち「これはおかしい。普通の正常の粘膜ではない」部分を見つけていただきたいのです。また、少し経過を見ないといけない症例もあります。その場合には、病変がなくなるまで見続けるということも必要です。この病態写真が、その一助になれば幸いです。

歯肉に現れる病変

歯肉

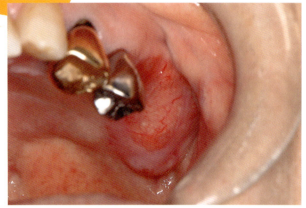

これがサイン
- 容易に出血
- 赤い

上顎左側歯肉にみられる早期がんです。表面は触ると容易に出血します。肉芽様の初期像であり血管に富むのがわかります。色調的にはわかりにくいかもしれませんが境界は、比較的明瞭です。

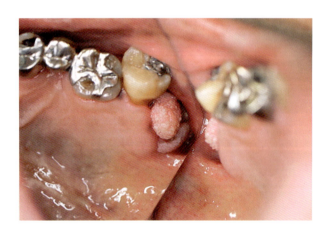

これがサイン
- 表面がカリフラワー状
- 腫瘤

上顎右側の第二大臼歯の後方にみられる乳頭腫様の歯肉がんです。がんの表面性状をカリフラワー状と呼ぶことがありますが、その典型例です。直視できにくい部位にありますが、注意深く見て、発見してほしい症例です。

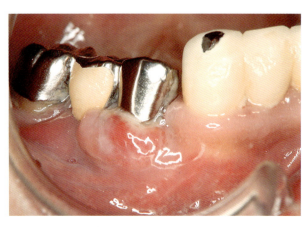

これがサイン
- しこり
- 「何か違う」という違和感

下顎右側第一小臼歯部にみられる歯肉がんです。歯周病との鑑別は見るだけでは困難です。触ってみて排膿がない、少し硬いなどの所見で「何か違う」と思うことが大切です。

「何か変？」に気づこう！口腔がんのサイン

肉芽（組織）とは
組織が損傷を受けた時、その局所を守ったり修復したりするために出てくる、増殖の盛んな赤みを帯びた柔らかい結合組織。

乳頭腫とは
皮膚や腺にも生じる種々のできもの。機械的刺激やいぼに関連するウイルスなどにより発生する、乳頭のような有茎性の良性腫瘍。

歯肉

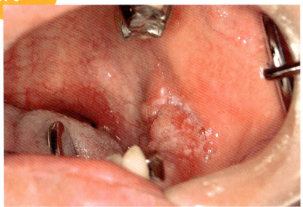

これがサイン
・表面がカリフラワー状
・表面が粗造

下顎左側臼歯部にみられた歯肉がんです。表面はカリフラワー状であり、腫瘍の表面が粗造であることから、比較的、悪性腫瘍の診断がつきやすい症例です。

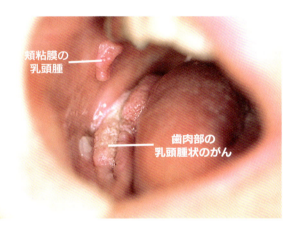

頬粘膜の乳頭腫
歯肉部の乳頭腫状のがん

これがサイン
・乳頭腫状
・表面が粗造

右側歯肉にみられた歯肉がんです。頬粘膜にも乳頭腫があり、歯肉の病変も乳頭腫状で多発しています。このような多発する良性の病変の中に、悪性化した歯肉がんが存在することがあります。

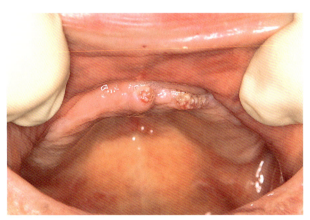

これがサイン
・赤色／白色
・表面が粗造

上顎歯肉部に、義歯による傷にも見える赤色と白色の混合した病変を認めます。この所見だけでがんと判断するのは難しいと思います。早期がんでは、少し経過をみないと診断が困難な場合もあります。

> **腫瘤とは**
> 肉眼的に観察し、「腫れもの」あるいは「かたまり状の病変」がある場合の病変の呼び名。「腫瘍」とは検査などにより病気であることが確定した時に使い分けされる。

歯肉

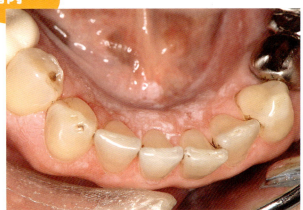

 これがサイン
・白色
・表面が粗造

下顎前歯舌側歯肉にみられる白色病変で、病理検査においてがんとの診断がついたものです。よく見ると病変がやや膨隆していることがわかります。表面は粗造ですが、ぱっと見てはわからないことも多く、じっくりと病変を見ることが重要です。

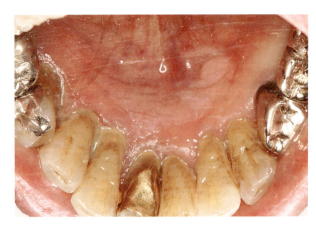

 これがサイン
・表面が粗造
・腫瘤

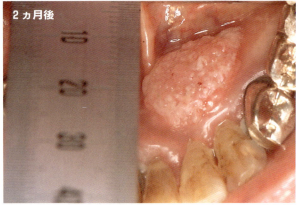

下顎前歯部の舌側(左側)の歯肉に表面の粗造な5mm程度の腫瘤性の病変を認めた症例です。上の写真の時点では、乳頭腫などの良性病変も考えられ、患者さんが切除に躊躇したため、経過観察を行いました。しかし2ヵ月で下の写真のように急速な増大を認め、切除した症例です。病理組織診断は歯肉がんでした。

「何か変？」に気づこう！口腔がんのサイン

潰瘍とは
皮膚や粘膜などの最表部の上皮が傷つき、肉眼的なある程度の広さにわたって欠損した状態。上皮を失うこと、炎症をともなうことがほとんど。

白板症とは
前がん病変の1つで、口腔粘膜に摩擦によって除去できない白色病変があり、他のいかなる疾患にも分類されないような白斑を指す。約10％が、がんになる。

歯肉

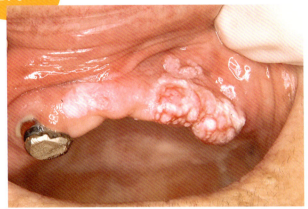

これがサイン
・赤色／白色
・乳頭腫状

上顎左側歯肉にみられる赤色と白色の混在した腫瘍です。上方に乳頭腫状の早期の病変が数個あることがわかります。また、正中部を超えて残存歯付近まで白色病変（白板症）が広がっているのがわかると思います。病理組織診断で、隆起性の部分はがん、周辺部は前がん病変と判明しました。

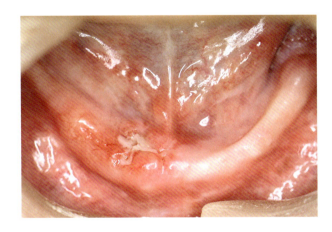

これがサイン
・発赤
・潰瘍
・義歯性潰瘍とは異なる所見

下顎右側歯肉に発赤をともなう潰瘍性病変を認めます。境界不明瞭に腫脹しており、義歯性潰瘍としては「何かおかしい」所見です。見ただけでがんと診断することは困難な症例です。病理組織診断で下顎歯肉がんとわかりました。

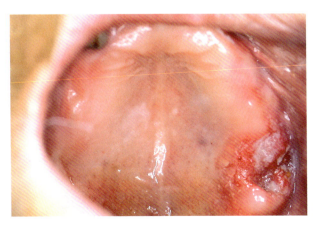

これがサイン
・潰瘍
・表面が粗造
・表面がカリフラワー状

上顎左側臼歯部歯肉に深い潰瘍性病変を認めます。表面は粗造で一部カリフラワー状を呈しかけているように見えます。義歯の不適合ということで発見されましたが、かなり大きくなるまで患者さんは痛みを感じないこともわかります。

> 歯肉

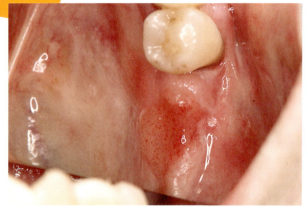

・赤色
・容易に出血

下顎左側大臼歯部歯肉の早期がん症例です。境界がやや不明瞭な赤色病変を認めます。刺激により出血しやすく表面が粗造でないため、悪性とは診断しにくいかもしれません。

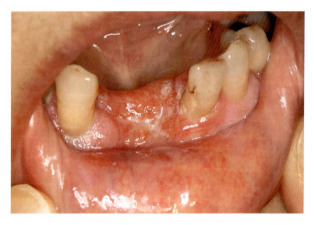

・表面が粗造
・週単位で大きくなる

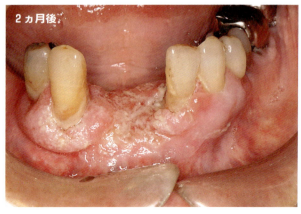

右側歯肉にみられた早期がん症例です。上の写真では肉芽組織の増生とも見えますが、この段階でがんとの診断が必要であったと思われる症例です。2ヵ月後、腫瘍の表面は粗造感を増し、周囲に広がってきているのがわかります。

歯肉

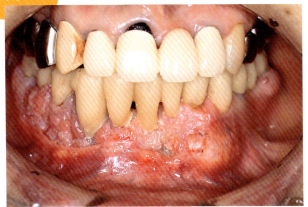

・明らかな異変
・広範囲にわたる病変

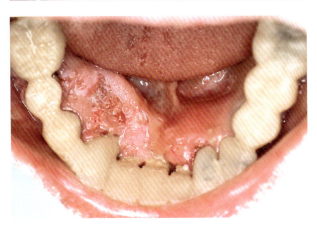

下顎右側の歯肉がんです。進行症例で、舌側にも腫瘍が広がっており、治療によりほとんどの歯は抜歯となり、顎骨をとらなければならない症例です。早期には歯周病との鑑別が難しい例もありますが、ここまで進行すると明らかにおかしい病変です。

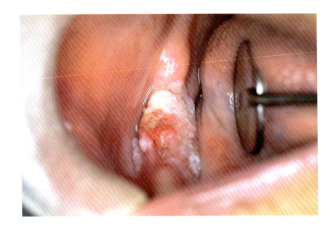

・赤色／白色
・表面が粗造

右側臼歯部歯肉にみられた中等度に進行した歯肉がんです。白色と赤色の混ざった表面が粗造な病変です。白い部分は角化が亢進し、赤い部分は粘膜が薄くなっていることを示しています。

エプーリスとは

歯肉（ulis）の上（ep）という意味で、歯肉に生じた限局性の腫瘤を総括した臨床名として用いられる。

歯肉

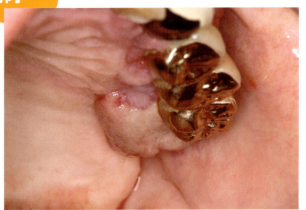

・腫瘤

上顎左側歯肉にみられた歯肉がんの症例です。第一大臼歯の後方に歯肉と同様の色調ながら、明らかな腫瘤を認めます。表面はさほど粗造ではなく、滑らかで、がんの表面の状態が多彩なことがわかります。

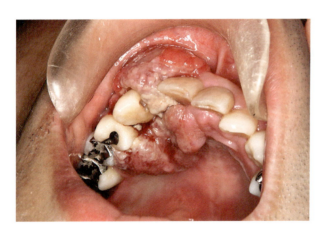

・表面が粗造
・歯の動揺

正中からやや右側にかけての上顎歯肉がんの症例です。表面が粗造できたなく、エプーリスとは明らかに異なることがわかります。歯の動揺もともなっており、歯槽骨はがんにより吸収しています。

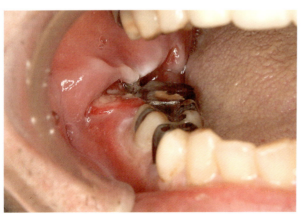

・しこり
・潰瘍

下顎右側の智歯を抜歯後、開口障害と同部の違和感を訴えて来院された症例です。第二大臼歯部の後方を触るとしこりが触れ、よく見ると腫瘍が一部、観察できます。抜歯窩の部分に発生した歯肉がんです。このように抜歯後の異常な治り方により、がんが発見されることがあります。

「何か変？」に気づこう！口腔がんのサイン

肉腫とは

骨、軟骨、脂肪、筋肉、血管等といった非上皮性細胞（上皮ではない組織）から発生するがんである。狭い意味の「がん」は上皮から発生する悪性腫瘍なので、区別される。

歯肉

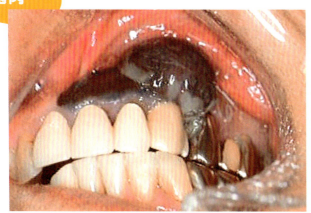

これがサイン
・黒色
・もこもことした病変

上顎左側歯肉に認められた悪性黒色腫（あくせいこくしょくしゅ）の症例です。皮膚にみられるものと同じようなメラニン産生細胞のがんで、黒いできものが特徴です。口の中にもこのような特殊ながんができることもあります。

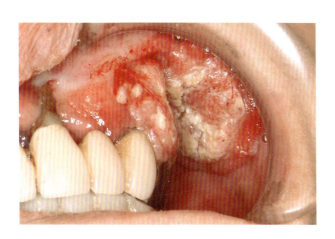

これがサイン
・広範囲にわたる腫瘤
・表面が粗造

上顎左側歯肉から頬粘膜にかけて広がった表面粗造な進行がんの症例です。このように周りの組織に広がると治療時の切除範囲も大きくなり、術後の生活の質も落ちることになります。

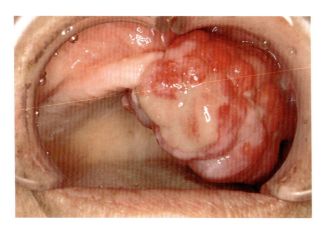

これがサイン
・腫瘤
・大きな（増大した）病変

上顎左側歯肉に生じた肉腫（にくしゅ）の症例です。肉腫の場合には急速に増大する場合も多く、この症例も非常に大きい腫瘤を形成しています。表面が比較的滑らかなのも、特徴の1つです。

2 口蓋に現れる病変

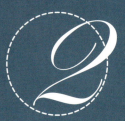

口蓋

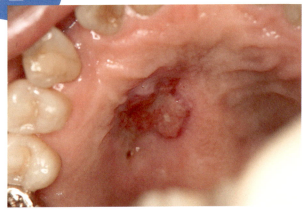

これがサイン
・潰瘍
・肉芽様

上顎右側にみられた硬口蓋がんの症例です。肉芽様で一部潰瘍をともなう病変を認めます。痛みの症状がない場合が多く、また、患者さん自身がなかなか見ることのできない場所でもあります。

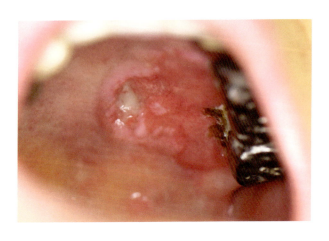

これがサイン
・びらん
・赤色
・潰瘍

左側硬口蓋がんの症例です。正中付近まで広範囲にびらんのような粘膜上皮の欠損を認めます。境界は比較的明瞭で、びらん部分は赤色をしており、一部では潰瘍を形成しています。

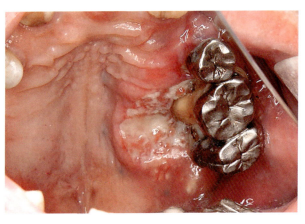

これがサイン
・潰瘍
・表面が粗造

上顎左側硬口蓋がんの症例です。内側方向には正中付近まで、また、歯槽部にも病変が広がっています。歯がある場合には、がん細胞が歯根膜腔から容易に顎骨内に入り込むため治療で顎の骨を取る必要があります。

びらんとは

皮膚や粘膜の上皮が破壊され、下の組織が露出した状態を指し、潰瘍よりも軽度の被覆上皮の欠損である。

口蓋

これがサイン
- 表面がカリフラワー状
- 表面が粗造
- 広範囲にわたる病変

上顎左側を中心に広い範囲に表面粗造な硬口蓋がんを認めます。よく見ると表面はカリフラワー状を呈しています。クレーター状になり、辺縁では正常上皮の下に腫瘍が潜り込むような部分もみられます。

これがサイン
- 黒色
- 広範囲にわたる病変

上顎右側の義歯床下粘膜にみられた口蓋がん症例です。義歯性線維腫の巨大なものである場合もありますが、これだけ大きくなると悪性を疑わないといけません。この症例は周囲に黒色病変をともない、悪性黒色腫の一種でした。

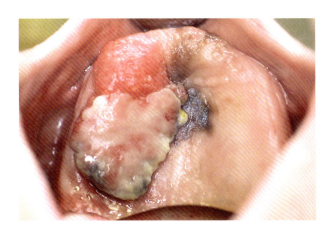

これがサイン
- 潰瘍
- 唾液腺の開孔部付近の異変

左側大臼歯部の口蓋にみられた唾液腺がんの症例です。この部分には口蓋腺という唾液腺が存在し、この唾液腺組織から良性腫瘍も発生しますが、悪性の唾液腺がんも発生します。悪性の場合には症例のように潰瘍をともなうことが多いのが特徴です。

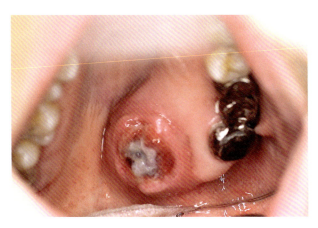

口蓋

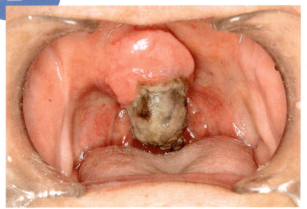

これがサイン
- 壊死
- 大きな(増大した)病変

右側の口蓋腺から発生したと考えられる唾液腺がんの症例です。急速に増大するために、血管からの血流が確保できず一部壊死を起こしているのがわかります。このような大きさになって初めて気がつく患者さんも少なくありません。

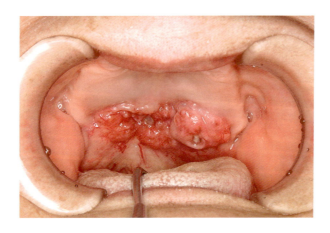

これがサイン
- 赤い
- 広範囲にわたる病変

正中口蓋部(硬口蓋と軟口蓋の境界付近)に発生した口蓋がんの症例です。デンタルミラーで舌の後方をそっと圧迫しないと舌で隠れて見えない場合もあります。軟口蓋のがんが見逃されていることはよくあり、気をつけたいものです。

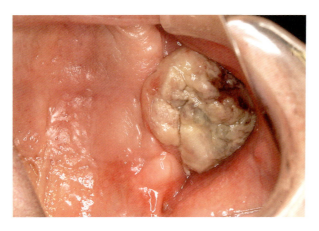

これがサイン
- 大きな(増大した)病変
- 壊死

左側上顎洞原発のがん症例です。副鼻腔(上顎洞)のがんが骨を破壊して口腔内に浸潤増殖していると思われます。上顎洞に腫瘍が充満し、骨を破壊して、口の方へあふれ出てきた形であり、かなり進行したがんです。

3 口底に現れる病変

口底

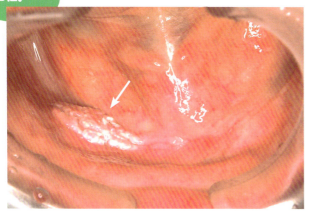

・白色
・表面が粗造

右側口底に生じたがんの症例です。表面が白色で粗造感が強く、上皮が角化していることがわかります。境界は比較的明瞭です。義歯による線維腫は表面が滑沢であり、表面性状から鑑別は比較的容易です。

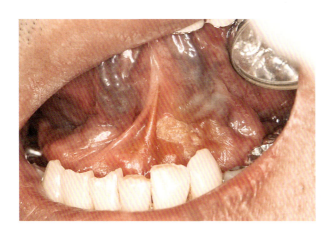

・唾液腺の開孔部付近の異変
・白色
・表面が粗造

左側口底がんです。ちょうど唾液腺の開孔部付近に位置しています。やはり白色で表面が粗造であり、角化が亢進していることがわかります。口底は粘膜が薄いため、早期に深く広がります。早期発見が大切です。

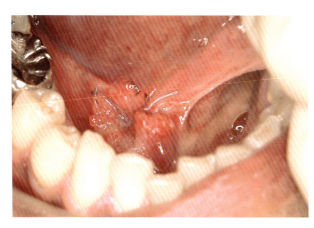

・唾液腺の開孔部付近の異変
・隆起
・表面が粗造
・表面がカリフラワー状
・潰瘍

右側の口底、唾液腺開孔部に発生したがんの症例です。周囲が外向性に隆起し、表面が粗造でカリフラワー状ですが、中央部には潰瘍がみられます。

> **有茎性とは**
> 上部分が広がっていたり、塊をもち、その下部に茎をもつような腫瘤の状態。

口底

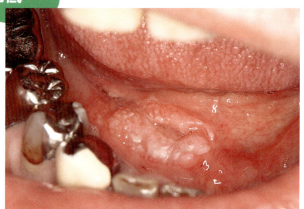

これがサイン
- 白色
- 隆起
- しこり
- 表面が粗造

右側口底にみられたがんです。触診すると隆起した腫瘍の深部にしこりがあることがわかります。しこりにより、がんを強く疑うことが大切です。表面は粗造でやや白色を帯びています。

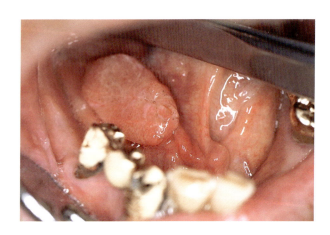

これがサイン
- 有茎性の病変

右側の口底に有茎性の腫瘍がみられます。外向性であり境界が明瞭な口底がんです。深部への浸潤のない場合には、比較的予後はよいと思われます。

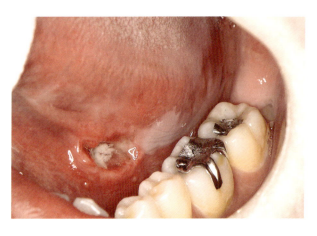

これがサイン
- 大きな口内炎
- 白色
- しこり

左側舌下面と口底の境界部分に大きな口内炎のような病変を認めます。後方は白色病変ですが前方部は周囲に塊が触れ、口底がんであることがわかります。患者さんは口内炎がなかなか治らない程度に思っていました。

口底

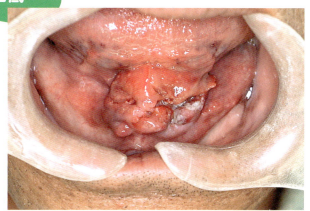

これが
サイン

・大きな（増大した）病変
・腫瘤

正中部に発生した口底がん症例です。外向性に大きな腫瘤を形成し、舌下面まで腫瘍は広がっています。舌も一部含めた切除が必要となります。

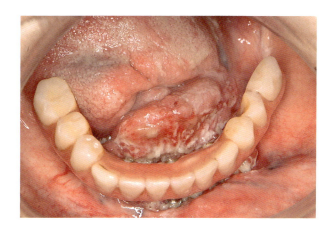

これが
サイン

・広範囲にわたる病変
・舌の動きが制限されている

インプラント義歯の内面に発生した口底がんの症例です。舌の動きも制限されておりインプラント周囲の顎骨にも腫瘍は広がっています。舌と下顎骨も併せての切除が必要となります。メインテナンス中にもう少し早く発見していればと悔やまれる症例です。

4 頬粘膜に現れる病変

頬粘膜

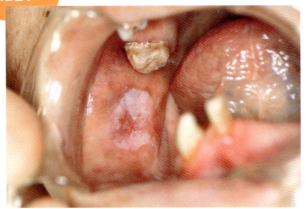

これがサイン
- しこり
- 赤色／白色
- 扁平苔癬のような病変

右側頬粘膜に類円形の白色病変を、中央に赤色の部分を認めます。境界は比較的明瞭です。口腔扁平苔癬などの粘膜疾患も考えられますが、しこり（硬結）を触れることから、第一選択としてはがんを疑います。頬粘膜がんの症例でした。

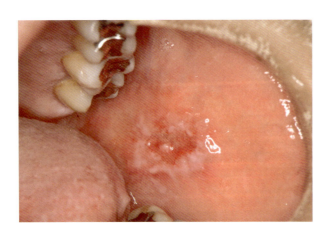

これがサイン
- 赤色／白色
- 扁平苔癬のような病変

左側頬粘膜がんの症例です。口腔扁平苔癬との鑑別が非常に困難な症例だと思います。触診でやや厚みを感じるようになったことで組織生検を行いました。口腔粘膜疾患の診断は口腔がんを含めて専門家でも難しいことを再認識させられる症例です。

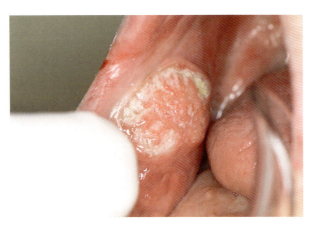

これがサイン
- 表面がカリフラワー状
- 腫瘤

右側頬粘膜がんの症例です。表面が粗造なカリフラワー状の腫瘤を認めます。辺縁では、正常上皮を押し上げるように腫瘍が上皮の下に広がっていることが疑われます。

「何か変?」に気づこう！口腔がんのサイン

しこり（硬結）とは

炎症やがんなどが周囲の組織に広がった結果、周囲を含めたその部分が硬くなること。しこりを触れることが、がんの診断に役立つ。

頬粘膜

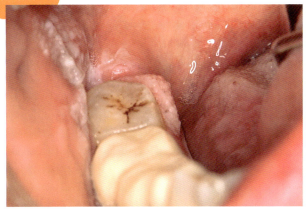

- 白色
- 乳頭腫状

右側頬粘膜と歯肉の移行部から第二大臼歯の舌側にまで乳頭腫状の腫瘍を認めます。連続した病変ではありますが、頬粘膜と歯肉に多発したがんでした。

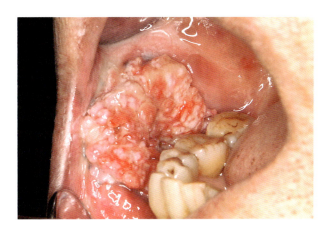

- 表面がカリフラワー状
- 表面が粗造
- 腫瘤

右側頬粘膜にかなり大きな表面が粗造なカリフラワー状の腫瘤を認めます。口角を含め頬の皮膚の一部を合併切除しなければならない頬粘膜がんの症例です。できるだけ早期に発見することの大切さがわかります。

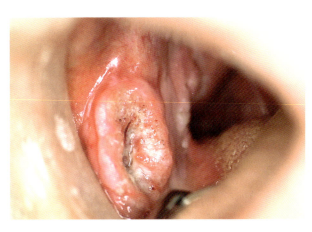

- クレーター状
- 表面が粗造
- 潰瘍

右側頬粘膜にタコつぼのようなクレーター状の腫瘍を認めます。中心部の潰瘍は深くその周囲にかなり盛り上がった表面が粗造な隆起を認め、一目見て頬粘膜がんであるとわかる症例です。

> 頬粘膜

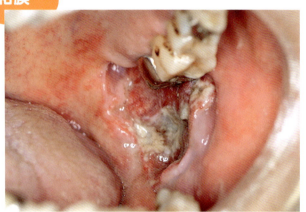

・潰瘍
・広範囲にわたる病変

左側頬粘膜に後方の臼後部から上顎結節にかけて大きな潰瘍を認める頬粘膜がんの症例です。後方に向かって広がる腫瘍は一般に予後不良です。このような大きな潰瘍をつくってもあまり痛みがないのががんの特徴でもあります。

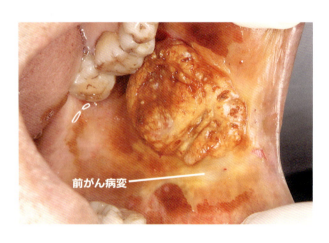

前がん病変

・隆起
・潰瘍

左側頬粘膜に隆起性の大きな腫瘍を認める頬粘膜がんの症例です。境界は明瞭でヨード染色によって、腫瘍の下方に、前がん病変が広がっているのがわかります。

5 舌に現れる病変

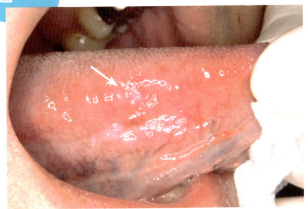

・白色

右側舌縁部にみられたごく早期の舌がんです。診断は非常に困難で、約3mm程度の大きさで見つかった稀な症例です。肉眼所見などでがんと診断するのは困難です。診断には細胞診が有効と思われる症例です。

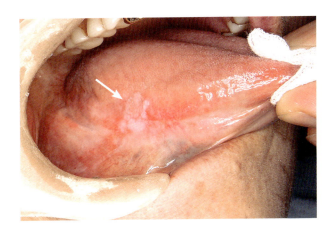

・白色
・隆起
・しこり

右側舌縁部にみられた早期の舌がんです。白色のやや隆起した病変であり、白板症という前がん病変との診断は困難ですが、触診で厚みを感じることでがんを強く疑い、患者さんに説明し全摘生検を行った症例です。

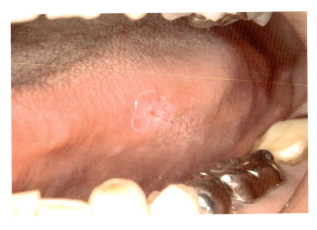

・白色
・レース状
・しこり

左側舌縁部にみられた早期の舌がんです。やや白色がかった境界不明瞭なレース状の病変と、いくらか粘膜が断裂したようにも見える部分があります。やはり触ると厚みを感じることでがんを強く疑い、患者さんに説明し、全摘生検を行って診断した症例です。

全摘生検とは

「生検」とは病変がどのような病気であるのかを顕微鏡などで調べるために、病変の一部をメスなどで切り取って行う検査のこと。「全摘生検」は、小さな病変などで、その病変をすべて採取して調べること。

舌

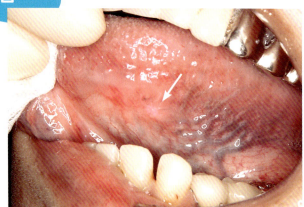

これがサイン
・白色

左側舌下部にみられたごく早期の舌がんです。やや白色がかった境界不明瞭な病変を認め、患者さんに説明して全摘生検を行い、早期がんの病理組織診断を得た症例です。

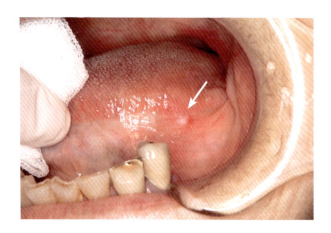

これがサイン
・赤色／白色
・びらん

左側舌縁部にみられたごく早期の舌がんです。やや白色がかった境界不明瞭な病変を、その後方には赤色のびらんを認めます。この症例も、患者さんに説明して全摘生検を行い、早期がんの病理組織診断を得た症例です。

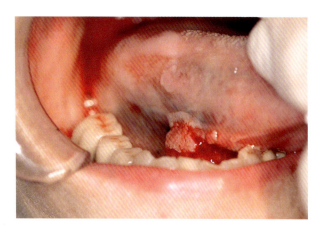

これがサイン
・白色
・腫瘤
・容易に出血

右側舌縁部にみられた早期舌がんです。舌縁部の粘膜が全体的にやや白色を帯びており、その下方に乳頭状の腫瘤を認めます。出血しやすく、この腫瘤部分が早期がんであると、病理組織診断でわかりました。

舌

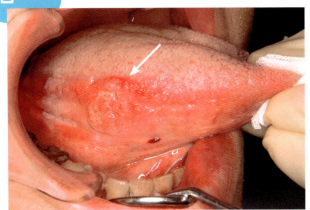

・隆起
・表面が粗造
・しこり

右側舌縁部に境界不明瞭な隆起性病変を認めます。一部に表面が粗造な部分を認め、触ると明らかなしこりを触れることで、舌がんであることがわかります。この程度の大きさで発見されれば、手術後の機能低下はほとんどありません。

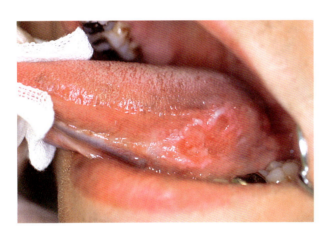

・赤色／白色
・レース状
・しこり
・扁平苔癬のような病変

左側舌がん症例です。やや赤色の病変の周囲に白色のレース状の病変を認めます。一見すると舌の扁平苔癬との鑑別が問題になるような症例ですが、触ると厚みを感じることと赤色部の表面が粗造であることから判別した症例です。

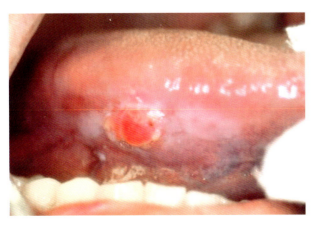

・白色
・隆起

右側舌縁部にみられた比較的早期の舌がんです。中央の隆起した部分の周囲に白色病変（白板症）があり、その一部ががん化したのではないかと考えられます。切除する場合には、周辺部の白色の病変（前がん病変）も薄く切り取る必要があります。

舌

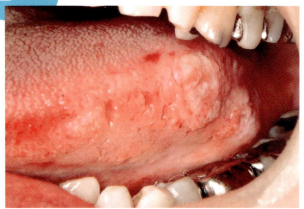

これが
サイン

・腫瘤
・表面が粗造

左側舌縁部にできた外向性の舌がん症例です。やや後方に位置しています。明らかな腫瘤の前方部や後方にも、表面が粗造な部分が広がっているのを見ていただきたい症例です。すべての範囲でがんになっていたことが病理組織診断でわかりました。

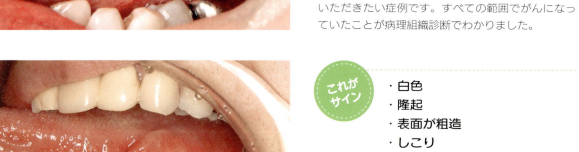

これが
サイン

・白色
・隆起
・表面が粗造
・しこり

左側舌縁部にできた舌がんです。粘膜が盛り上がり、その中央部に表面粗造な白色の部分があります。このような内方へ広がり、上皮の深い硬結（硬い塊）を触れるものもあります。

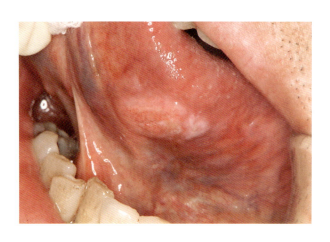

これが
サイン

・隆起
・白色

舌がんは舌縁部にできるものが確かに多いですが、舌下面（舌の裏）にできるものもあり、この部分も注意してみることが必要です。少し膨らんでいる部分があれば、必ず触ってみてください。塊を触れると要注意です。この症例は舌の下面にできた舌がん症例です。

「何か変？」に気づこう！口腔がんのサイン

舌

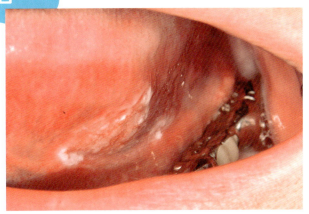

これがサイン
- 赤色／白色
- しこり

左側舌縁部から舌下部にかけて、白色と赤色がまだらになった病変（舌がん）を認めます。表面は外に膨らんでいるわけではなく、明らかな硬結を触れることもありませんが、若干、厚みがあるように感じます。一見問題なさそうですが、このタイプのがんはリンパ節転移などをきたしやすく要注意です。

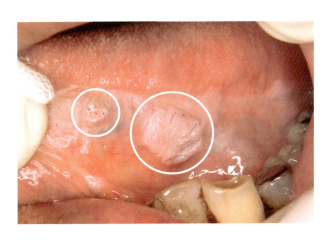

これがサイン
- 白色
- 隆起
- 広範囲にわたる病変

左側の舌縁部に白い病変（白板症：前がん病変）とその中央部分に比較的大きな隆起、指のすぐ後ろに小さな隆起を認めます。白板症の中に2ヵ所のがんが発生していました。いずれも早期がんで白板症とともに切除しますが、このように同一部位の近くに複数のがんが発生することもあります。

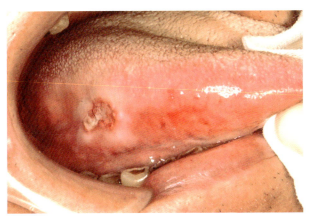

これがサイン
- クレーター状
- 隆起
- 潰瘍
- しこり

右側舌縁部に、いわゆるクレーター状に周囲が盛り上がり、中央部に潰瘍を形成した病変を認めます。触ると硬結を触れます。白色病変の範囲が不明瞭で周囲の広がりがあまりはっきりしないタイプの舌がんです。

💬 舌

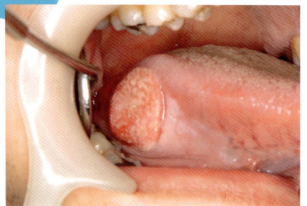

これが
サイン

・腫瘤
・表面がカリフラワー状

右側舌縁部に外向性の境界の明瞭な腫瘤を認めるタイプの舌がん症例です。表面はいわゆるカリフラワー状であり、深部への広がりは比較的少ないタイプです。

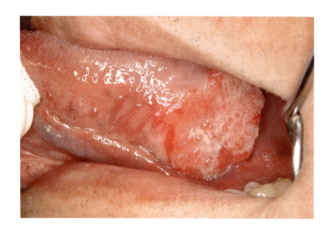

これが
サイン

・腫瘤
・表面がカリフラワー状

左側舌縁部にみられた外向性腫瘤を示す舌がんです。いわゆる"花がひらいたような"がんの腫瘤を形成しています。境界は比較的明瞭です。

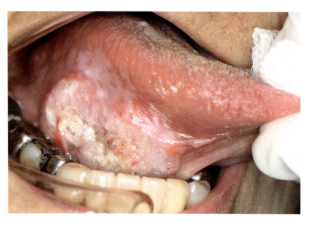

これが
サイン

・隆起
・広範囲にわたる病変
・舌の動きが制限されている

右側舌縁部から舌下部にかけての隆起性の舌がん症例です。舌下面へかなり広がっており、後方にかけて表面に潰瘍を形成しているのがわかります。神経にがん細胞が入り込んでいる場合には、舌が前にまっすぐ出せないなどの症状もでます。これだけ大きくても痛みはほとんど感じていませんでした。

舌

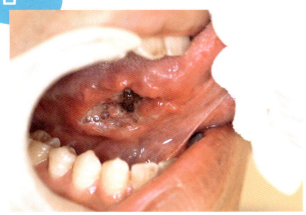

これが サイン
- クレーター状
- 潰瘍
- 舌の動きが制限されている

右側舌縁部の舌がん症例です。クレーター状の中心部に、深い潰瘍性病変を認めます。深部へ浸潤するタイプであり、病変は見た目よりも深く広がっていることが、触るとわかります。舌が前方部へ突出しにくくなっていました。

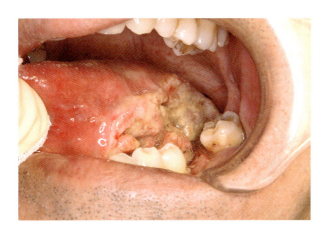

これが サイン
- 潰瘍
- 広範囲にわたる病変

左側舌がんの進行症例です。非常に大きな潰瘍があり、臼歯が物理的刺激になっていることがわかります。これだけの潰瘍を形成しているわりには、痛みが比較的少ないのもがんの特徴です。組織の破壊をともない深部へ広がっていくタイプで、舌を半分以上切除する必要があります。

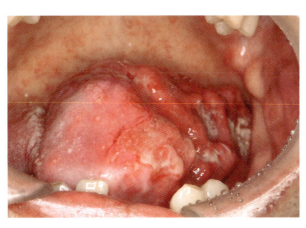

これが サイン
- 潰瘍
- 広範囲にわたる病変
- 舌の動きが制限されている

大きな潰瘍とともに舌の左半分以上を占拠している舌がん症例です。舌の正中が大きな腫瘍におされて右側へ偏位しているのがわかります。舌の後方へと広がり舌根部へ及ぶと舌をほとんど切除する必要があり、治療後、摂食・嚥下機能が低下します。

6 口腔外周囲に現れる病変

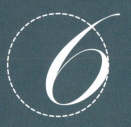
口腔外周囲

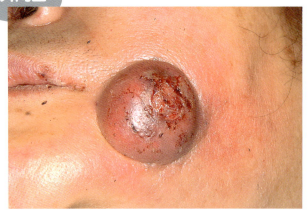

これがサイン

・腫瘤
・大きな（増大した）病変

左側頬部の皮膚にみられたがんの症例です。頬粘膜部のがんが皮膚を覆って口腔外に大きな腫瘤を形成した症例です。痛みもなく、治ると思っているうちに大きくなったとのことです。このような症例では皮膚も手術で取らないといけなくなります。

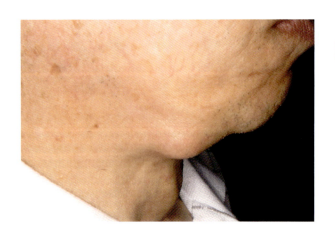

これがサイン

・口腔周囲の腫脹
・触診でぐりぐりとした感触

右側舌がんの症例で、頸部リンパ節転移にともなう腫脹が認められます。顎下部が腫脹しており大きなぐりぐりを触れることができます。明らかに硬く緊満性に富むリンパ節で、がんの転移性リンパ節です。

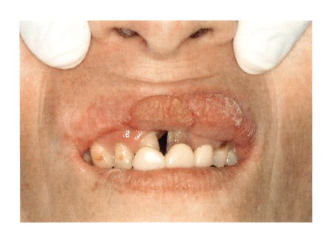

これがサイン

・表面が粗造
・しこり

上唇にみられた口唇がんの症例です。唇にもがんが発生することも知っていただければと思います。手術となると審美的に非常に問題になる部分です。

7 口腔がんと間違えやすい さまざまな口腔粘膜病変

口腔がんと間違えやすい粘膜病変の診断に関しては、もし、診断を間違えたからといって、何も悪いとか恥ずかしいとかということではありません。口腔粘膜の病気の診断は専門家でもわからないことの方が多いのです。つまり一般の歯科医師や歯科衛生士などパラデンタルスタッフにとって、口腔粘膜の病気の診断は非常に難しいということを、まず、知っておいていただきたいと思います。診断をつけることよりも「何か変だな」と思うことが本当に大切であり、それが、がんや前がん病変であろうがなかろうが異常を見つけ、適切に専門家に紹介するあるいはその異常がどう変化をするかを見続けて、病変がなくなるまでサポートすることが大切なのです。

間違えやすい病変

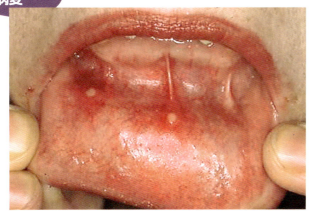

アフタ性口内炎

いわゆるアフタ性口内炎の例です。大きさが小さいことと、痛みをともなうことが特徴です。診断は比較的容易で2週間ほどで病変が治癒しますが、このような病変でも、きちんと治るかどうかの経過をみることは大切です。

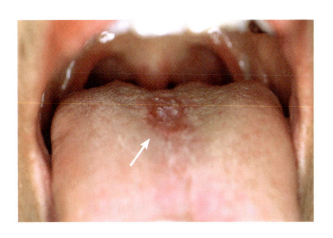

正中菱形舌炎
（せいちゅうりょうけいぜつえん）

正中菱形舌炎の症例です。舌の表側の正中にみられる境界明瞭な赤い斑であり、結節のようになることもあります。舌の表面の乳様突起の形成不全の1つです。この部分（舌の上）にがんが発生することは極めて稀であり、まずできない部分といってもよいかと思います。

間違えやすい病変

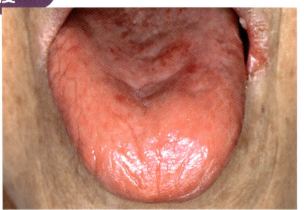

平滑舌

平滑舌の症例です。舌乳頭の萎縮と上皮の菲薄化により舌全体が赤くなっているのがわかります。鉄分が足りないことに原因がある「鉄欠乏性貧血」と関連することが多いといわれています。血液検査を行い、鉄分やビタミンB群の投与をすることで良くなることが多いものです。

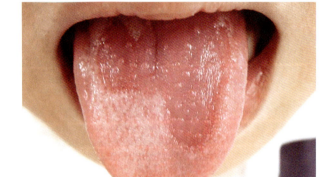

地図状舌

地図状舌の症例です。小児や女性に多く、舌の表面が写真のように模様をつくります。時間とともに模様が変化するのが特徴的です。舌乳頭の消失であり、病的意味は少ないと言えます。皮膚の病気である「尋常性乾癬」や「脂漏性皮膚炎」に合併することもあります。

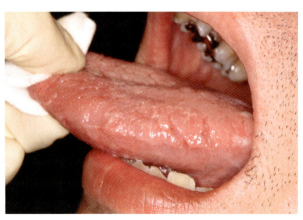 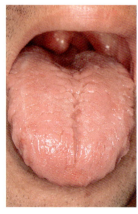

溝状舌

溝状舌の症例です。正面から見ると溝があり、診断も容易ですが、側方から見ると表面が粗造で、特別な病変にも見えます。触ると柔らかく腫瘍性病変ではないことがわかります。

間違えやすい病変

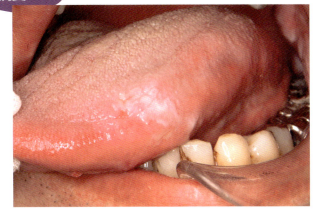

白板症

左側舌縁部の前方に白色の病変を認めます。明らかな原因がなく、白板症（前がん病変）の範疇に入ります。5〜20％の確率でがん化するといわれており、経過を見ることが大切です。このまま変化なく経過するのか、表面が粗くなってがんになるのか、あるいはこの時点でごく早期のがんになっているのかは、病理組織検査をしないとわかりません。

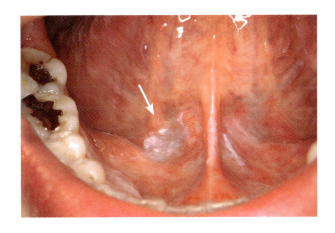

白板症

右側の口腔底に広がる前がん病変の症例です。薄く白色の病変が広がるのがわかります。がんにはなっていませんが、口腔底のように上皮が薄くほとんど角化を生じていない粘膜での白色への変化には十分に留意し、専門家による経過観察をする必要があります。

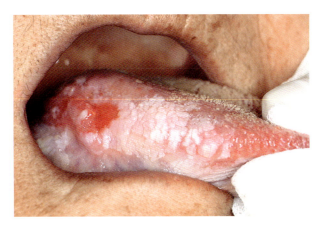

白板症

右側舌縁部に広範に白色病変を認め、中央からやや後方に赤色の部分を認めます。白い部分は角化の亢進を示し、赤い部分は粘膜が薄くなっていることを示しています。診断は白板症ということになりますが、はじめにもっとも気になる赤白病変の境界部の組織を一部取り、がんではないことを確認すべき病変であると思います。がんではないことがわかっても、厳重な経過観察が必要です。

間違えやすい病変

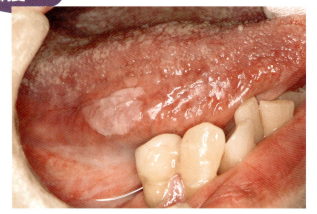

白板症

右側舌縁部の白色病変は白板症と診断されました。境界は明瞭です。何か熱いものが当たるなどした既往や、その他の原因がないかを確かめる必要もあると思われます。病変が比較的小さいので、経過観察をして変化がなければすべてを切り取って病理組織検査を行うのも良いと思われます。

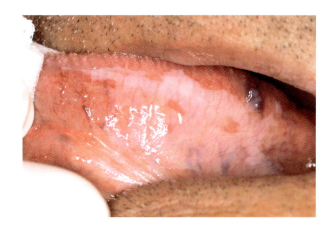

白板症

左側舌縁部にみられる典型的な白板症の症例です。同じ白板症といってもさまざまな形があるのがわかります。白く角化が亢進した病変の中に比較的、角化が少ない部分があります。今後、表面が粗造になり、がんへと向かうのかどうかは経過をみないとわかりません。

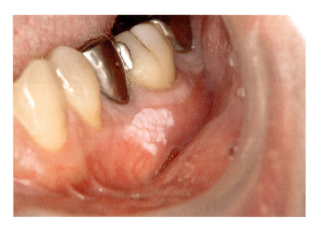

白板症

左側の歯肉にみられた白板症の症例です。境界明瞭で角化が非常に亢進しているのがわかります。歯肉の上皮は舌や頬粘膜の上皮に比べて硬い（角化している）ため、白板症ができやすいといえます。そのため舌や頬粘膜にできる白板症よりも、歯肉の白板症の方ががんになる危険度は低いといえます。

「何か変?」に気づこう!口腔がんのサイン

> **紅板症とは**
> 前がん病変の1つで、他のいかなる疾患にも分類されない発赤したビロード状の紅斑。約50%が、がんになる。

間違えやすい病変

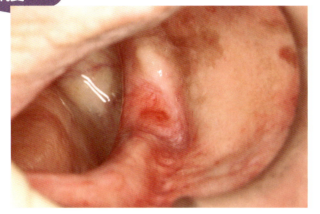

紅板症

左側の顎堤にみられた赤いびらんをともなう病変です。義歯による機械的刺激によるものとも捉えられますが、義歯調整しても変化のない場合には、紅板症を考えなければなりません。この症例は紅板症で、非常に異型が強かったため切除を行いました。実際に病理組織診断をしないとがんでないとはいえない症例です。

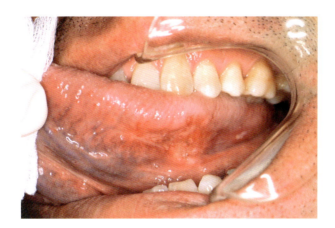

紅板症

左側舌縁部にみられた典型的な紅板症の症例です。表面が真紅のように赤く粘膜の萎縮が起こっていることがわかります。約50%以上の紅板症でがんに移行することが言われており、非常に注意を要する前がん病変です。

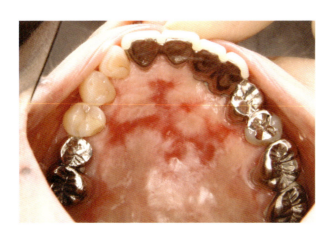

紅板症

口蓋部に認められた紅板症の症例です。後方では白い部分もあり、口腔乾燥もあります。このように病変が複雑で、単一の診断名では片づけられないものも多いのが口腔粘膜疾患の特徴です。いずれにしても厳重な経過観察が大切です。

> **円板状エリテマトーデスとは**
>
> discoid lupus erythematosus(DLE)。全身性エリテマトーデスとともに自己免疫疾患の1つで、皮膚や粘膜に潰瘍などをつくります。DLEは頭頸部に病変が限局します。

間違えやすい病変

潰瘍性歯肉炎

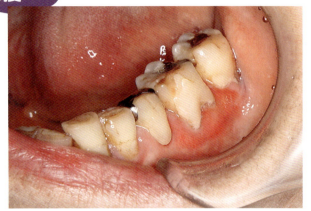

左側歯肉の潰瘍性歯肉炎の症例です。表面が壊死して白っぽく見えることもある病変です。通常の歯肉炎や歯周病とは少し異なり、潰瘍をつくり、歯ブラシなどで簡単に出血することが特徴とも言えます。口腔衛生状態を改善してもなかなか治らない例もあります。

潰瘍

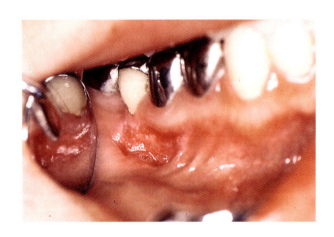

円板状エリテマトーデスにともなう歯肉部の潰瘍の症例です。前がん病変の範疇にはいる病変で、皮膚にも直径5〜10mmの紅斑状、円型、鱗屑丘疹で毛嚢腺塞栓をともなう病変をつくります。粘膜障害、特に口の潰瘍がよくみられます。このように皮膚疾患と関連した病変も多いのが、口腔粘膜疾患の特徴です。

潰瘍

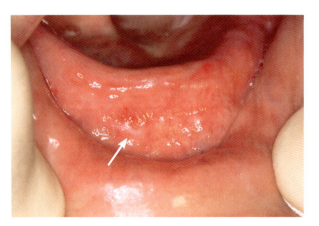

右側前歯部の歯肉にみられた潰瘍性病変です。義歯性潰瘍ですが、この症例では義歯の床縁には一致しておらず、明らかな義歯性潰瘍とはいえないかもしれません。義歯の内面を調整して、ただれがなくなるまで見続けることが重要だと思います。

「何か変？」に気づこう！口腔がんのサイン

間違えやすい病変

びらん（診断不能）

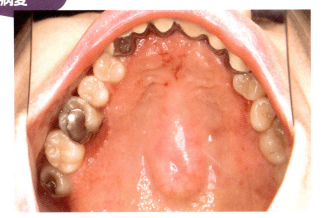

口蓋部に赤い斑点状の病変がみられた症例です。右側の大臼歯部には赤いびらんがみられます。このように原因がわからず、診断もつけがたい病変もあります。この赤色病変は2ヵ月くらいで消失しました。見続けることが大切です。

帯状疱疹

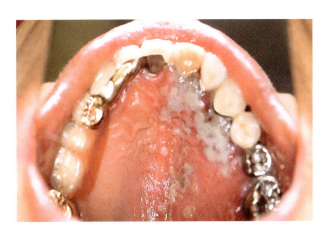

左側の口蓋に潰瘍と壊死組織のようなものがついた病変がみられた症例です。体の片側にのみ水疱をつくるという所見から、帯状疱疹と診断しました。原因はウイルスであり、痛みをともなうことが多いのが特徴です。

カンジダ症

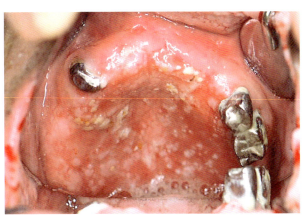

口腔内全体に白斑病変が広がっており、この白色病変は拭い取れることから、カンジダ（真菌：カビの一種）が原因であると診断しました（カンジダ症）。しかし、場合により次ページに示すような慢性肥厚性カンジダ症というような腫瘍様の病変も形成します。

間違えやすい病変

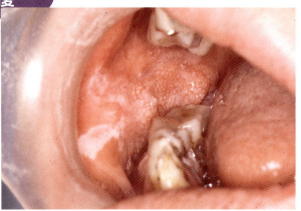

慢性肥厚性カンジダ症

慢性肥厚性カンジダ症の症例です。カンジダ（真菌）が粘膜に深く入り込み、上皮がその感染により反応性に肥厚し、腫瘍のような隆起した病変をつくるものです。病理組織診断にてカンジダの検出がなされると、この診断となります。

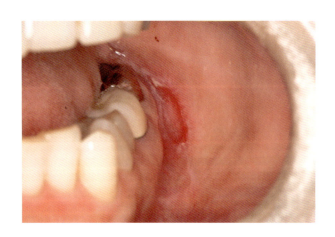

口腔扁平苔癬

いわゆる歯肉頬移行部分にできた口腔扁平苔癬の症例です。赤くみえるびらんの周りに白色のレース状の病変を認めます。紅板症、早期がんと臨床的に診断してもおかしくない病変です。よく触り、塊や厚みを感じないかを診ることも大切ですが、このような症例は病理組織検査をした方がよいと思われます。

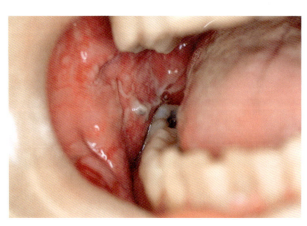

尋常性天疱瘡
（じんじょうせいてんぽうそう）

尋常性天疱瘡の症例です。粘膜が容易に剥離することから診断がなされますが、口の中に広がる潰瘍性病変であり、この診断も難しいものです。

乳頭腫

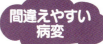

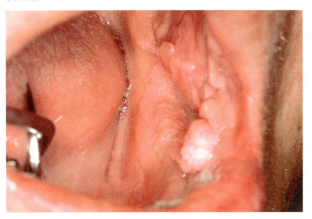
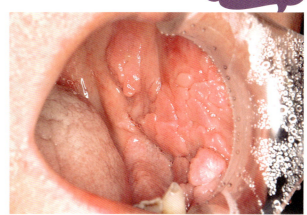

左側頬粘膜にみられた広範囲の乳頭腫の症例です。いくつかの部位から組織を取り、病理組織検査を行ってもがんの診断は出ませんでした。しかしながらがんへ移行することも考えられ、また、組織を取ったところ以外ががんになっていることも考えられるため、全切除を行いました。

メラニン沈着と母斑

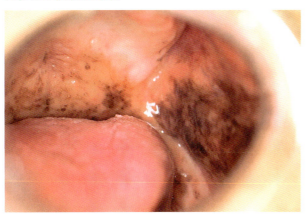
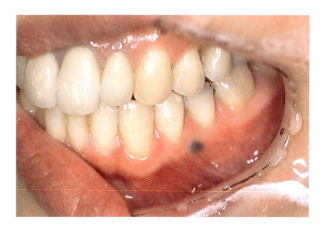

口腔内のメラニン沈着と母斑（ほくろ）の症例です。著者の友人が某大学病院で、母斑を悪性黒色腫と言われ、頬から唇をすべて取る手術をされそうになりました。診断は母斑であり、5年が経過するがまったく問題なく経過しています。笑えない話です。

\ こんなに似ている！/

間違えやすい病変

口腔がんと口腔扁平苔癬

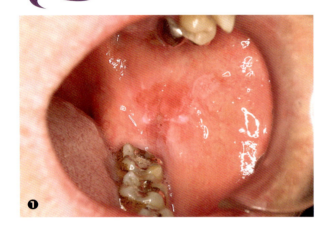
❶

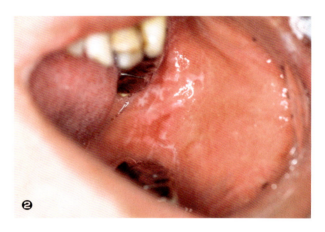
❷

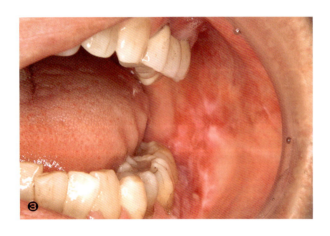
❸

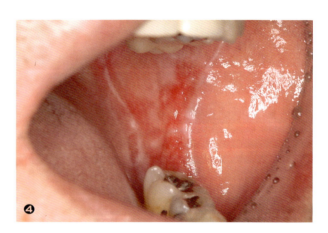
❹

　上の4つの写真を見てください。いずれも口腔扁平苔癬の診断で、初診医が筆者に診察を依頼してきたものですが、1つだけ早期がんがあり、もう1つは上皮性異形成（がんになる前の状態）でした。どれかわかりますか？　❶が早期がん、❷が典型的な口腔扁平苔癬、❸も口腔扁平苔癬、❹が前がん病変です。私が言いたいのは専門家でもこれを見分けるのは非常に難しいということであり、「何か変だ」と思うことが大切です。つまり診断は、専門家に任せればよいということです。

\こんなに似ている！/

間違えやすい病変

口腔がんと口腔扁平苔癬

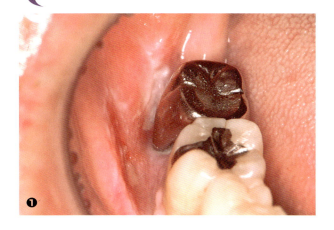
❶

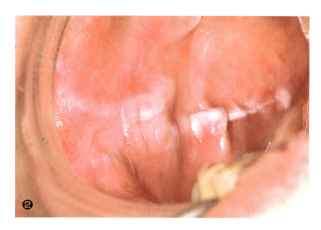
❷

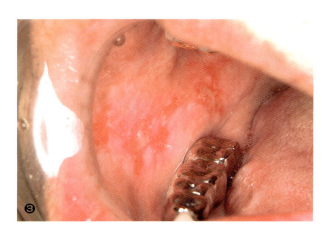
❸

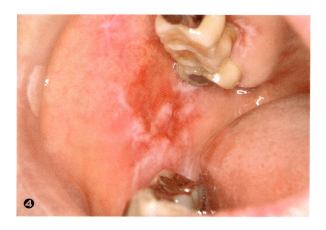
❹

上の4つの写真は、1つを除きいずれも口腔扁平苔癬の症例です。同じ診断がついていても非常にバラエティに富むことがわかります。❶は金属アレルギーの可能性も否定できず、❷は歯列の圧痕と考えられ（扁平苔癬でなない）、❸の症例は扁平苔癬ですが早期がんや紅板症も考えなくてはなりません。❹は口腔扁平苔癬のように見えますが、早期がんの症例です。❸と❹の症例のように専門家が、見て触っても非常に診断が難しい症例もあります。そのような場合には、ブラシで細胞を採取して検査する細胞診や組織の一部を切り取って病理検査をすることが必要になります。

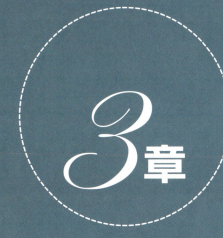

もしも異常が見つかったら
～発見後の対処法～

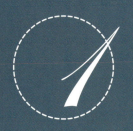

知っておこう！患者さんが受けるがん治療の流れ

異常発見！その後の流れ

粘膜の異常を見つけたら、まず歯科医師に相談してください。そして歯科医師の先生と相談しながら次のステップに進みましょう。

1. 経過観察
- 場合により、歯科医師が義歯や補綴物の状態をみて調整したり、あるいは歯の鋭縁を丸めたりして様子をみることになるかもしれません。基準は2週間です。原因除去をして2週間たっても変化がなかったり、大きくなったり表面がより粗造になるようならば、ただちに専門医（口腔外科）などに紹介する方がよいと思います。

♠専門医に引き継ぐまでのケアはP.61で解説

2. 専門医紹介
- 歯科医師が診て「何か変だ」ということになると、専門医に紹介することになります。口腔内の粘膜を見て「すぐ専門医に」ということになると患者さんは不安になりますし、大きな病院や大学病院は、怖い病気になって受診するところというイメージをもっている患者さんも多いと思います。「怖い病気ではないと思いますが、安心するために一度診ておいてもらいましょう」と、過度に不安を与えず、かといって専門病院に行くことを患者さんの判断でやめることのないように注意してあげてください。

3. 専門医による治療
- 検査後、がんであることが明らかになったら、手術による治療や放射線、抗がん剤などによる治療が始まります。

♠次ページで詳しく解説

4. かかりつけ歯科医院でのメインテナンス再開
- 患者さんが治療を終え退院すると、かかりつけの歯科医院で、口腔ケアや歯科治療も含めたメインテナンスを再開します。

専門医でのがん治療の流れ

患者さんが病院に行った時に、どのような流れで行われるかを知っておきましょう。

1 口腔内外の診察
- 口の中や顔写真などを撮影します

2 生検
- がんと思われる組織の一部を歯科治療と同じ局部麻酔をしてメスなどで切り取ります。大きさは5mm程度ですので、そんなに痛みはありません。

3 病理組織検査結果の説明
- 採取した組織の一部を顕微鏡で調べ、がんかどうかを検査します。結果が出るまでに通常5日〜1週間程度かかります。

4 CT、MRI、PET-CTなどの画像検査や血液検査
- がんがどれだけ周囲の組織に広がっているのかその範囲を知り、他の臓器への転移（遠隔転移）がないかどうかを確認するために、いくつかの画像診断が行われます。また、手術や治療に耐えられるかどうかに関して、全身状態を知る目的と、腫瘍マーカーなどで腫瘍の状態を知る目的で血液検査が行われます。

5 治療方針の説明
- がんの進行度や、患者さんの年齢、全身状態、その他の要因をすべて考慮し、その患者さんに対する治療の説明が行われます。

6 入院、治療
- ほとんどの口腔がん治療は入院下で行われ、治療はがんの進行程度に応じて異なります。大きく分けて手術、放射線、抗がん剤による治療があり、程度にあわせて組み合わせたりします。入院期間も患者さんの負担も、治療内容により大きく変わります。

♠治療については次ページで解説

7 退院

8 外来での経過観察
- 1年間はほぼ毎月かそれより短い期間で、2年目以降も数ヵ月に1度は専門家による経過観察が行われます。この経過観察は10年以上続きます。

3つのがん治療を知っておこう

専門医によるがん治療は、手術のみの場合、放射線治療のみの場合、放射線治療と手術、抗がん剤と手術、あるいは放射線と抗がん剤による治療、さらに放射線治療と抗がん剤による治療と手術の3つの治療を行う場合もあります。それぞれによって入院期間も患者さんの負担も大きく変わります。

❶ 放射線治療とは

放射線治療とは、がん細胞のDNAを切断して細胞を殺し、腫瘍を小さくする治療方法です。がん細胞は正常細胞よりも放射線の影響を受けやすく、量や範囲を的確に設定すれば、正常な細胞を傷つけることなく、がん細胞だけを殺すことが可能です。口腔がんの多くは放射線感受性の高い扁平上皮がんですので、基本的に放射線治療の適応となります。しかし大きくなってしまったがんや、深く浸潤した進行がんの場合は、放射線治療だけでは効果を上げることは難しく、手術と併用されることが多くなります。

放射線治療は、体への負担が少ないので高齢の方や、合併症があって手術が受けられない方でも治療することができる場合が多く、有害事象(副作用)を減らす体に優しい放射線照射法も開発されており、治療効果も向上しています。また、重粒子線や中粒子線など新しい放射線治療も開発され高い治療効果が報告されています。さらに抗がん剤の投与と放射線を組み合わせてがんを治療する化学放射線療法も積極的に行われ、とくにがんの栄養血管に抗がん剤を投与しながら放射線治療を行う超選択的動注化学放射線療法は優れた治療成績を出しています。

❷ 抗がん剤による治療とは

抗がん剤を用いてがん細胞の分裂を抑え、死滅させる治療法です。静脈に注射または内服すると血液中に入り、全身の隅々まで運ばれて体内に潜むがん細胞を攻撃し、死滅させます。全身のどこにがん細胞があってもそれを死滅させる力をもっているので、全身的な治療に効果があります。

薬物療法が行われるのは ⓐ 術前化学療法(手術の前に、抗がん剤による治療により腫瘍を弱めようとするもの)、ⓑ 術後補助療法(手術した後、手術をした部位や全身に散らばっているかもしれないがん細胞を死滅させるために行う)、ⓒ 手術ができない口腔がんに対する治療です。

抗がん剤の開発による治療の進歩は著しく、がん細胞のもつ特異的な性質を分子レベルでとらえ標的とする分子標的治療薬セツキシマブ(アービタックス®)が口腔がんを含む頭頸部がんで承認され、免疫抑制を解除してがんを治療する免疫チェックポイント阻害剤(オプジーボ®など)も他臓器のがんで承認され、口腔がんへの応用が期待されるなど新しい有効な抗がん剤が期待されます。

❸ がんの手術とは

　口腔がんの治療の中心は手術です。早期がんでは手術単独で治療することが多く、進行がんでは手術に放射線治療や抗がん剤を用いた治療を組み合わせたものが選択されます。がんは周りの組織に入り込んでいますので、「安全域」といってがんの周囲にいくらかの正常組織も含めて切除します。がん細胞を残さず取り切ることが非常に重要です。

　筆者の師匠(愛知県がんセンター、故 松浦秀博先生)によれば、リンゴの皮のように薄い皮(安全域)の切除でなく、夏みかんのように分厚い皮の切除が大切です。口腔がんでは、舌、顎、唾液腺など多くの機能をもった組織が狭い部分にたくさんあるため、できるだけ小さく、しかもがん細胞は残らず取り切ることが求められます。手術において、執刀医はがんを切除したら、切除した組織をその場ですぐ病理医に渡し、切除した組織の断端部を、顕微鏡で調べます。これにより、がんを取り残すことがないようにしています。

がん治療にともなう再建手術

　進行がんの手術で切除する範囲が広くなると、口腔やその周囲の組織がなくなります。そのような時には、患者さん自身の体の別の部分を使って、失った組織を補うような手術を行います。このような手術のことを「再建手術」といいます。

　舌や頬などの粘膜がなくなった場合には、腕の皮膚(前腕皮弁)、背中の皮膚(広背筋)、お腹の皮膚(腹直筋)、胸の皮膚(大胸筋)などを使って再建手術を行います。顎の骨がなくなった場合にも、腰の骨(腸骨)、背中の骨(肩甲骨)、足の骨(腓骨)などで再建します。

　再建手術の進歩により、できるだけ口腔の形態と機能を温存し、患者さんが術後も生活の質を落とすことがないように手術が行われています。

新しい口腔がん治療

現在、一般的に行われている口腔がんに対する治療としては、外科治療（手術）、化学療法（抗がん剤治療）、放射線治療の3つが挙げられます。この三大がん治療に加えて、近年"第4のがん治療"として注目されているのが免疫療法です。免疫とは、体の中に侵入した異物を排除するために、誰もが生まれながらに備えている能力です。この能力を高め、がんの治療を目的とした療法をがん免疫療法といいます。免疫療法は本来体がもっている免疫力（免疫細胞）を活かしてがんと闘うため、辛い副作用で苦しむことは、ほとんど報告されていません。

免疫療法には、ⓐ 細菌、サイトカイン、ペプチド、抗体等を使用する方法、ⓑ 免疫細胞を使用する方法があります。がんを攻撃する抗体薬としてセツキシマブ、トラスツズマブ、イブリツモマブチウキセタン、ペプチドワクチン療法などが、免疫細胞を用いる方法としては樹状細胞ワクチン療法、活性化リンパ球療法、NK細胞療法などリンパ球療法があります。最近では、抑制された免疫力を解除する免疫チェックポイント阻害剤である抗PD-1抗体（オプジーボ®、キートルーダ）、抗PD-L1抗体、抗CTLA-4抗体（ヤーボイ®）が開発され、高い治療効果を上げています。

粒子線治療

通常の放射線治療で用いられる放射線（ガンマ線、エックス線、電子線など）は照射すると、体の表面近くで線量が最大となり、それ以降は深さとともに次第に減少していきます。このため、深いところにあるがん病巣に十分なダメージを与えようとすると、がん病巣より浅いところにある正常細胞に、より大きなダメージを与えることになります。

一方、粒子線はそのエネルギーによって人体内に入る深さが定まり、その深さ近くでエネルギーを急激に放出して止まります。加速器を用いて粒子のエネルギーを調節し、腫瘍の部分で粒子が止まるようにすれば、この現象を利用して体表面から照射の道筋にある正常な細胞にあまり影響を与えず、腫瘍細胞だけを殺傷することができます。この性質を用いて効率的にがんを治療しようとするものです。

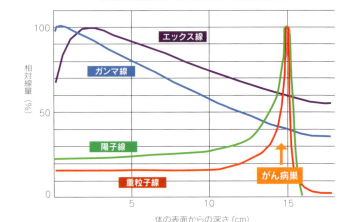

各種放射線の生体内における線量分布

（公益財団法人 医用原子力技術研究振興財団ホームページ より）

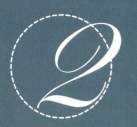

専門医に引き継ぐまでの口腔ケア＆生活指導

がん治療の開始前に、口腔内の異常を発見し治療しておくことで、口腔合併症の発生や重症化を予防することができます。

食事指導・禁煙指導

バランスのとれた食事を摂るように指導します。適切な栄養摂取は、がん治療に耐えるための体力を養い・維持する、感染症から身を守る、手術や放射線治療にともなう組織障害からの再生を促す、などの効果があります。禁煙指導を行うことも大切です。

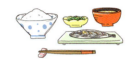

口腔清掃の指導

がん治療中の口腔ケアに関して具体的な方法を指導します。ブラッシング、歯間清掃、口腔乾燥対策、うがい・すすぎなどを指導します。

歯科治療

がん治療中に歯科治療を行う必要が出てこないように、歯科医師によるう蝕治療や歯石除去などの歯周治療、場合によっては（治療開始まで期間がある時）抜歯などの侵襲的治療をがん治療前に行います。義歯の不適合の調整なども必要になることがあります。また放射線治療にともない金属の補綴物を、レジンなどによる暫間補綴などに交換することもあります。

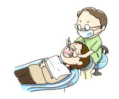

軟らかい毛の歯ブラシを選択

歯磨きは、軟らかい毛の歯ブラシで1日に3回、それぞれ3分ずつ磨くことを指導します。大切なのは毛の軟らかい歯ブラシを選び、刺激の強くない歯磨剤で丹念に磨くことです。また、1日1回、デンタルフロスを用いて歯の間を清掃するように指導します。

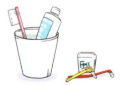

アルコールを含まない洗口液の選択

うがい・すすぎは、こまめにする習慣を指導します。この時、洗口液にアルコールを含んだものは避け、抗菌作用のあるものを選ぶなどの指導をします。

放射線治療中の口腔ケア方法

ケアの基本は刺激を与えない

　放射線治療によって生じる合併症としては皮膚炎（皮膚の発赤・かゆみ）、粘膜炎、口腔乾燥、味覚低下、骨髄抑制、全身倦怠感などがあります。放射線性の口内炎は写真のように深刻であり、少しの刺激でも、粘膜がはがれ、簡単に出血するため、日常的に用いる歯ブラシや歯磨剤は使用できないことが多いです。

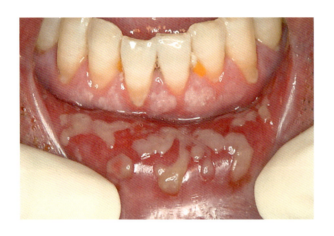
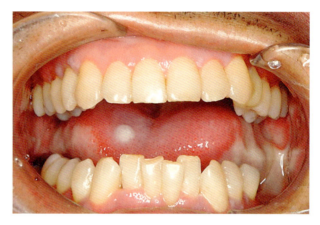

　口内炎が比較的軽度の場合では、刺激を避けるために発泡剤（ラウリル硫酸ナトリウム塩）が含まれていないドライマウス用などの低刺激な歯磨剤を使用し、軟毛の歯ブラシなどを利用します。口蓋や頬粘膜などは、ブラシのかわりに綿のついたものを用いて拭くようにしましょう。口内炎がひどくなってくると、歯磨きができなくなります。頬粘膜や歯肉などは、ヒアルロン酸配合の口腔専用ウエットティッシュで拭くとよいかと思います。

| 軟毛の歯ブラシ | 発泡剤無配合の歯磨剤 | 口腔専用ウェットティッシュ |

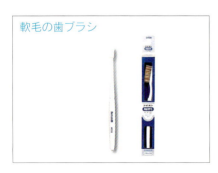
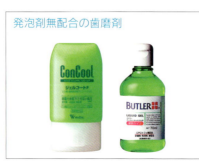
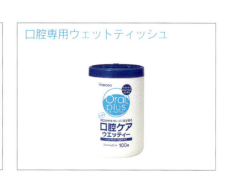

口内炎＆咽頭炎のケア方法

有害事象	対処法
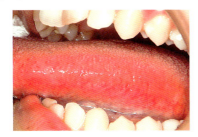**グレード0** ●なし	●生理食塩水による含嗽 ●イソジン®による含嗽 ●ハチアズレ®による含嗽
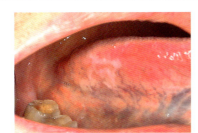**グレード1** ●疼痛（痛み）がない潰瘍、紅斑または病変を特定できない程度の疼痛	●上記**グレード0**と同じ含嗽、または、ハチアズレ®＋グリセリンで含嗽 ●オーラルバランス®等、市販の保湿剤を使用してもよい
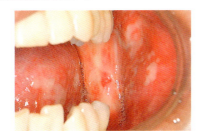**グレード2** ●疼痛がある紅斑、浮腫、潰瘍 ●摂食・嚥下可能	
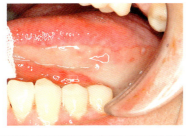**グレード3** ●疼痛がある紅斑、潰瘍 ●静注補液を要する	【下記 ⓐ、ⓑ を組み合わせる】 ⓐ ハチアズレ®＋グリセリン＋キシロカイン®、または生理食塩水＋キシロカイン®による含嗽。市販の保湿剤を塗布してもよい ⓑ 痛みが強い時は、局所麻酔薬、NSAIDs（非オピオイド系鎮痛薬）、オピオイド、モルヒネ等を症状に合わせて処方してもらう
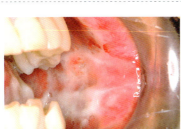**グレード4** ●重症の潰瘍 ●経管栄養、経静脈栄養または予防的挿管を要する	

（「がんサポート情報センター」http://www.gsic.jp より引用改変）

薬剤・薬液の適応＆注意点

含嗽剤・鎮痛薬	【万能含嗽液】生理食塩水	【粘膜保護に】ハチアズレ®	【消毒作用が強い】イソジン®ガーグル	【舌苔を除去】オキシドール
つくり方・使い方	水1ℓに食塩9gを溶かし、1日5〜8回うがいをする	1回2gを微温湯100mℓに溶かし、うがいをする	1回2〜4mℓを水60mℓで薄め、うがいをする	口の中の部分的な消毒なら2〜3倍に、洗口用なら10〜20倍に薄める
適応	口内炎 口腔感染	軽度の口内炎 粘膜炎 咽頭炎 扁桃炎	口内炎 咽頭炎 扁桃炎の感染予防 消毒	口内炎 口腔粘膜の消毒 舌苔
注意点＆留意点	重症で痛みが強い場合も、粘膜の刺激が少ない	粘膜保護、治癒促進作用はあるが、消毒作用はない	アルコールが含まれ、消毒作用がもっとも強い。刺激も強いので、注意して使用する	口腔粘膜の出血、口腔乾燥による粘膜同士の付着、舌苔の付着などの場合、剥離しやすく、口腔内を清浄化する

含嗽剤・鎮痛薬	【保湿もできる】ハチアズレ®＋グリセリン	【鎮痛薬入り】食塩水＋キシロカイン®	【鎮痛薬】ポンタール®シロップ
つくり方・使い方	ハチアズレ®5包、グリセリン60mℓを水500mℓに溶かし、うがいをする	上記の生理食塩水に4％キシロカイン®5〜15mℓを添加。1回10mℓを口に含み、ゆっくり2分間クチュクチュうがいをする	食事の15分前、1回にシロップ10mℓを飲み込む
適応	口腔乾燥 放射線治療による唾液腺障害時の口腔乾燥	放射線、抗がん剤による口腔粘膜炎 咽頭炎 食道炎の嚥下痛	放射線、抗がん剤による口内炎で食事の際の痛みや嚥下痛が強い時
注意点＆留意点	痛みがある時は、さらに下記と同様にキシロカイン®をプラスしてうがいするとよい	咽頭痛が強い場合は、少量飲込むのもOK	キシロカイン®入り含嗽薬と併用するとよい。抗がん剤のシスプラチンを使う場合は、腎障害のリスクが高まるので使用不可

(「がんサポート情報センター」http://www.gsic.jp より引用改変)

カンジダ症への対応

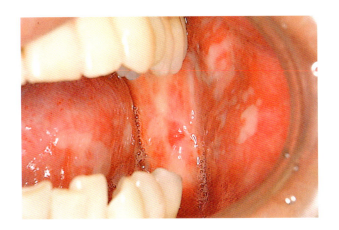

　放射線治療による免疫力の低下にともない、口腔内にカンジダ（真菌：カビの一種）が増殖し、白い偽膜が付着するケースと、赤く炎症を起こすケースがあります。カンジダは真菌剤の含嗽薬や軟膏の塗布で対応します。

例）含嗽薬……ファンギゾン®、イトリゾール®
　　軟　膏……フロリード®ゲル

出血への対応

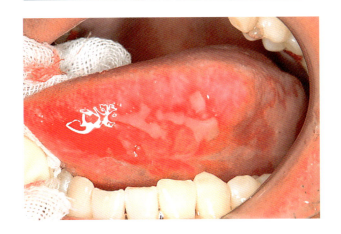

　放射線性口内炎が重度になると、がんの潰瘍や粘膜炎の部分から出血することがあります。このような時は、止血剤のトロンビン末を生理食塩水に溶かしたものを患部にあて、数分間保持して止血したり、10倍に薄めたオキシドールを口に含み、ゆっくり吐き出すなどの方法で対処します。

口腔乾燥への対応

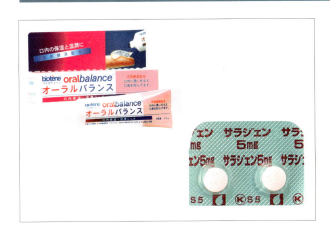

　放射線治療により耳下腺、顎下腺などが障害されると、唾液の分泌が通常の数分の1程度に低下し、口腔内が乾燥して、食べ物を飲み込みにくくなったりします。対策としては、保湿作用のある含嗽剤でうがいをする、保湿剤を塗布またはスプレーする、人工唾液を使うなどの方法があります。また、唾液の分泌を促す薬である塩酸ピロカルピン（商品名「サラジェン®」）もあります。

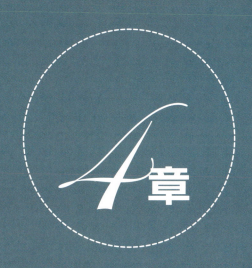

これだけは知っておきたい！
口腔がんの基礎知識

口腔がんの現状と歯科医療従事者の役割

　日本では年間約7,500人以上の方が口腔がんに罹患しています。30年前の統計と比較してみると、約3倍に増加しています。全がんの約1%とその頻度は高くありませんが、全頭頸部癌の約40％を占め、男女比は3：2と男性に多く、年齢的には60歳代にもっとも多いがんです。人口の高齢化に伴って口腔がん罹患数も増加しつつあり、このままの増加率でいけば、10年後には今の1.5倍となり、1万2千人以上が口腔がんに罹患すると予測されます。罹患率の増加も含めて、最近の傾向は喜ばしいものではありません。

　イギリスやイタリア、フランスなど、先進国の口腔・咽頭がんの死亡率は年々減少しています。しかし日本は罹患率、死亡率ともに増加しており、命を落とす人が3,000人を超えています。日本での口腔がん患者の死亡率は「46.1％」ですがアメリカでは19.1％です。

　アメリカを含めた先進国では、なぜ口腔がんによる死亡率が低いのでしょうか？　その理由は、国を挙げての積極的な口腔がん対策による早期発見、早期治療が行われていることにあります。現在米国では、半年に一度の口腔がん検診が実質義務化されているほどです。

　しかし、日本では口腔がん自体の認知度が低いことに加えて、国民の口の中を一番見るであろう歯科医師や歯科衛生士さん自身もまた、国民も「歯科医院はむし歯や歯周病、入れ歯の治療を行うところ」という認識が、まだまだ根強く残っています。

　国民に口の中にもがんができることを知ってもらい、歯科医院での口腔粘膜のチェック、口腔がん検診などを広く普及させ、歯科医師が口腔がんの早期発見を担うようになることが、口腔がんで死亡する人を少なくすることにつながると思います。

　予防歯科意識の高いスウェーデンやアメリカと日本の歯科定期健診の受診率を比べてみると、スウェーデンは80％以上、米国も70％以上と高い数値を示していますが、日本の歯科定期健診受診率はわずか10％未満です。「歯がトラブルになると歯科医院に通う」ではなく「歯のみならず口の疾患を早期に発見し、また未然に防ぐために歯科医院へ通う」ことを歯科医療従事者自身も再認識して国民に伝える必要があると思います。

年齢別・男女別口腔がん罹患者数（688症例）

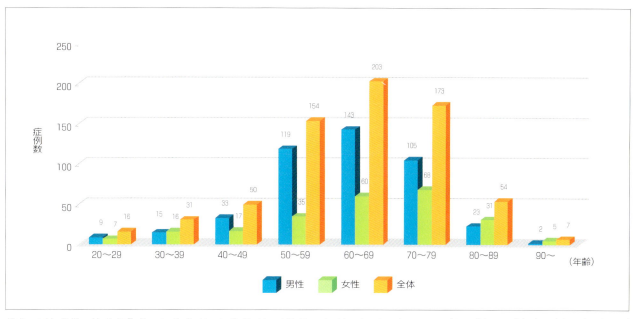

(Saikawa M, Chijiwa H, Fujii T, Harada H, Yoshimoto S, Yoshizumi T. Report of head and neck cancer registry of Japan clinical statistics of registered patients. 2002. 頭頸部癌 32 Supplement 2006. より引用改変)

部位別口腔がん罹患者の割合（688症例）

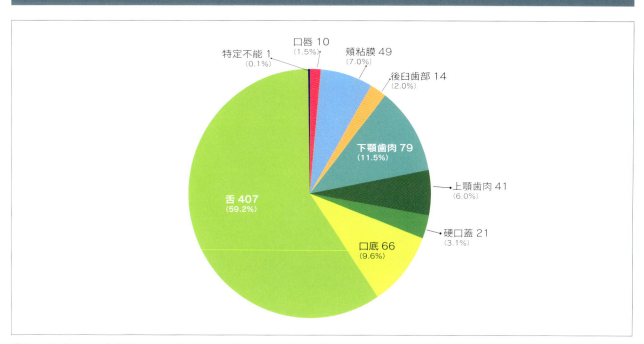

(Saikawa M, Chijiwa H, Fujii T, Harada H, Yoshimoto S, Yoshizumi T. Report of head and neck cancer registry of Japan clinical statistics of registered patients. 2002. 頭頸部癌 32 Supplement 2006. より引用改変)

これだけは知っておきたい口腔がんのステージ分類

ステージ分類

口腔がんと診断がついた後は、さまざまな検査結果から臨床病期（がんの進行度：がんがどれだけ進んでいるか）を決め、それによって治療法を選択します。口腔がんの病期（ステージ＝進行度）は、腫瘍の大きさと症状（T）、リンパ節転移の有無（N）、遠隔転移の有無（M）によって分類する「TNM分類」が国際的にも一般的です。病期は、Ⅰ期、Ⅱ期、Ⅲ期、Ⅳa期、Ⅳb期、Ⅳc期の6期に分かれます。

Ⅰ期　腫瘍は2cm以下（T1）、リンパ節転移がない（N0）。

Ⅱ期　腫瘍は2cmを超えるが4cm以下（T2）で、頸部リンパ節転移がない（N0）。

Ⅲ期　腫瘍は4cm以上の大きさ（T3）か、頸部に3cm以下のリンパ節転移が腫瘍と同じ側に1つある（N1）。

Ⅳa期　腫瘍が口の周囲（筋肉、皮膚、上顎洞）まで広がる（T4a）か、3〜6cmのリンパ節転移が1つ、または6cm以下の複数のリンパ節転移がある（N2）。

Ⅳb期　腫瘍が頭やのどの深部、内頸動脈まで広がる（T4b）か、6cmを超えるリンパ節転移がある（N3）。

Ⅳc期　腫瘍が遠くの臓器に転移している（M1）。

ステージ分類と治療の成果

Ⅰ、Ⅱ期のがんを「早期がん」、Ⅲ、Ⅳ期のがんを「進行がん」と言います。当然のことですが、ステージ（病期）が早いほど生存率や治癒率が高くなります。治療施設にもよりますが、病期別の5年生存率は、Ⅰ期で90％、Ⅱ期で70％、Ⅲ期で60％、Ⅳ期で40％といわれています。

3 これだけは知っておきたい関連用語集

腫瘍

　腫瘍（tumor）とは、組織、細胞が生体内の制御に従わず自律的に過剰に増殖することによってできる組織の塊のことです。腫瘍には良性と悪性があり、悪性腫瘍は「がん」と呼ばれ、一般に発育が早く、周囲に広がり、また遠隔臓器に転移します。

　がん細胞は、異常に増殖して周辺の組織を壊し増えるにしたがって、①発生した臓器の周囲の臓器に入り込みます。また、②血管やリンパ管という体中をめぐっている管に入りこみ、遠くのほとんどの臓器にも広がり、そこを破壊します。そして、宿主（がんができた本人）が死ぬまで増殖をやめません。

再発

　再発は治療後にもう一度がんができてくることを言います。再発には「局所再発」「領域再発」「遠隔転移」（臓器転移）があります。

　局所再発は、手術や放射線治療などをした部位に再びがんが発生した場合をいいます。領域再発とは、リンパ節（領域リンパ節）にあった微小転移（非常に小さい転移がん細胞の塊）が成長した場合をいいます。

　局所再発が起こるのは、手術時には目や検査で確認することのできないほど微小ながんが潜んでいて、時間の経過とともにもう一度、大きくなってくるからだと考えられています。

リンパ節転移

　体中に張り巡らされ、栄養や酸素を運ぶ管といえば血管ですが、もう1つ「リンパ管」という管もあります。リンパ管にはリンパ球を含むリンパ液が流れています。

　リンパ球は体を守る免疫システムの主役で、リンパ節に流れ込んできた病原体や異物、毒素などと戦います。何らかの炎症が生じたときに、その局所のリンパ節が腫れるのは、リンパ球がそれらと戦っている証拠です。がん細胞は、リンパ流にのり、その局所を守るリンパ節に流れ込みます。リンパ節に流れ込んだがん細胞は、リンパ球に殺されることもありますが、元々、宿主の体から発生しているため、免疫監視システムがはたらかず、そこに新たな病巣（リンパ節転移巣）をつくることもあります。

遠隔転移

遠隔転移は、がんが発生した部位とは離れた臓器(肺や肝臓、骨など)で増殖し、がんの塊(転移巣)をつくったものを言います。

骨転移では骨が溶けるため高カルシウム血症になり見つかることや、肺転移はエックス線やCTで見つかることが多く、肝転移では血液検査でGOT、LDH値の上昇として見つかる場合があります。最近ではPET-CTの遠隔転移検索の有用性が示されてきています。

細胞診

細胞診には病巣の表面を軽くこすって取れた細胞を顕微鏡で調べる「擦過細胞診」と、粘膜に覆われた少し深い部分にある腫瘍を細い注射針で刺して細胞を吸引し調べる「穿刺吸引細胞診」があります。

前者は病巣が口腔内に露出している場合に、後者は唾液腺腫瘍などの腫瘍が粘膜に覆われている場合に行い、その細胞の中にがん細胞がないかどうかを顕微鏡で調べます。口腔がんの大部分をしめる扁平上皮がんに対しては、擦過細胞診が多用されます。

生検（組織生検）

細胞の塊である組織を少しだけ取ってきて検査することを言います。組織を採取すれば、単に診断を確定できるだけでなく、免疫療法などや抗がん剤の感受性試験などに応用することもできます。

生検は、外科的にメスで一部を切開して組織を取る方法で行われます。外科的な侵襲がありますから、行うときは局所麻酔が必要です。

画像診断

口腔がんの画像診断は病変の有無やどこまで広がっているかという進展範囲を調べるために行われます。具体的には、単純エックス線写真、CT、磁気共鳴画像法(MRI)、超音波検査(エコー)、陽電子放射断層撮影法(PET)・PET/CTが行われます。

CTは生体のエックス線吸収係数を画像化したものであり、ある面で切ったような断層画像を見ることができます。血管に病変をよりよく検出するための造影剤を投与して撮影します。MRIは、核磁気共鳴(nuclear magnetic resonance：NMR)現象を利用して生体内の内部の情報を画像にする方法で、軟組織コントラストに優れた任意の断面画像を得られます。これらの画像診断は原発巣の進展範囲と頸部所属リンパ節転移の評価に用いられます。

超音波エコーは頸部リンパ節転移診断、原発巣の深達度や範囲の評価にも利用されています。PETは、陽電子を放出する放射性薬剤を体内に投与して検査する撮影法であり、特にCTやMRIでの検出が困難な再発やリンパ節転移、遠隔転移や重複がんの有無などの全身検索にきわめて有効です。このような画像診断が行われます。

腫瘍マーカー

腫瘍マーカーとは、がん細胞がつくり出す物質、もしくはがん細胞に反応して正常細胞がつくり出す物質で、がん細胞の目印になる物質の総称です。現在30種類ほどの腫瘍マーカーが臨床試験で使われています。

口腔がんでも、SCC抗原やCEAなどが用いられますが、特異性が非常に高いわけではなく、腫瘍マーカー検査は決定的なものではありません。さらに正常な人も腫瘍マーカーの数値はゼロではなく、どこからが異常かは目安にすぎません。早期がんでは腫瘍マーカーは正常値の範囲内にあるので、早期がんの発見にも使いにくいという短所があります。

以上のような理由から、腫瘍マーカー検査の結果だけから判断することはないといっていいでしょう。

標準治療

その時点でもっとも効果が高いと医学的、科学的に証明された治療法のことです。英語では「ゴールドスタンダード」といいます。病院や医師によって治療法が異なる医療格差を是正するために、ガイドラインなどを作成し、標準治療を普及させようという動きが日本でもようやく活発になってきました。標準治療を選ぶかどうか最終的に決めるのは患者さんですが、どういう治療法が標準治療とされているかを知っておくことは大切なことです。

分子標的薬

分子標的薬とは、がん細胞の持つ特異的な性質を分子レベルでとらえ、それを標的として効率よく作用するようにつくられた薬です。がん細胞を狙って作用するため、副作用をより少なく抑えながら治療効果を高めると期待されています。

口腔がん領域で分子標的薬治療が2012年から始まりました。セツキシマブ（アービタックス®）は、がん細胞が増殖するために必要なシグナルを受け取るEGFR（上皮成長因子受容体）というタンパク質を標的とするモノクローナル抗体です。セツキシマブがEGFRと結合すると、がん細胞の表面に顔を出してアンテナの役割を果たしているEGFRは働けなくなり、その結果、シグナル伝達が遮断され、がん細胞は増殖できなくなります。進行がんの患者さんにはセツキシマブ併用放射線療法が、再発したり遠隔臓器に転移した患者さんにはセツキシマブと他の抗がん剤を組み合わせた治療が行われます。

樹状細胞ワクチン療法

　樹状細胞は、免疫細胞のひとつでリンパ球にがんの目印を教えてがんを攻撃させるいわゆる抗腫瘍免疫における司令塔の役割を担っています。しかしながら、がん細胞が増えすぎると、樹状細胞の働きが追いつかなくなり、がん細胞が増殖してしまいます。その問題を解決するため、患者さんから採血することで樹状細胞を体の外に取り出し、厳重な管理下で培養し、増やしてから患者さんの体内に戻すのが「樹状細胞ワクチン療法」です。

　樹状細胞ワクチン療法は、樹状細胞の働きを活かしたがん治療です。もともとがん細胞は、自分自身の細胞から変異して発生するため、樹状細胞といえどもがん細胞を認識することは容易ではありません。そこで、ご自身のがん組織や、人工的に作製したがんの特徴をもつ物質（がん抗原）を用いて、患者さんの樹状細胞にがんの目印を認識させてから体内に戻します。すると体内で、リンパ球が樹状細胞からがんの目印を教わり、がん細胞を狙って攻撃を開始します。樹状細胞ワクチン療法は、がん細胞を攻撃し、かつ正常細胞を傷つけないことから、患者さんにやさしい治療法と言えます。

頸部郭清術

　口腔がんは、その所属リンパ節である頸部のリンパ節に転移することが比較的多く、その場合には頸部のリンパ節の郭清（頸部郭清術）を行う必要があります。頸部郭清の後、肩がこる、腕が上がらない、首が回らない、むくみが出るなどの副作用が出ることがあります。

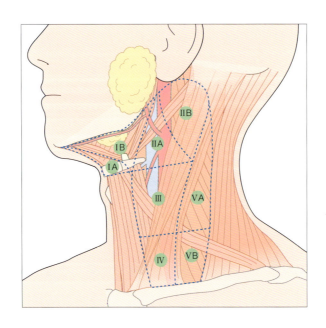

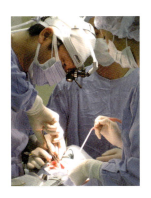

【著者略歴】
新谷　悟（しんたに　さとる）

医療法人社団　優新会　理事長
東京銀座シンタニ歯科口腔外科クリニック　院長
島根大学医学部歯科口腔外科学講座　臨床教授
山口大学医学部歯科口腔外科学講座　臨床教授
富山大学医学部歯科口腔外科学講座　臨床教授
中国・井岡山大学　医学部　客座教授

〈略歴〉
1988年3月　岡山大学歯学部卒業
1992年3月　岡山大学大学院歯学研究科　修了
1992年4月　吉備高原医療リハビリテーションセンター嘱託医
1994年4月　愛知県がんセンター頭頸部外科・レジデント
1996年4月　岡山大学歯学部第2口腔外科・医員
1997年7月　岡山大学歯学部口腔外科学第二講座・助手
1997年9月　ハーバード大学分子病理学講座　留学
2001年1月　愛媛大学医学部歯科口腔外科学講座・助教授
2006年6月　昭和大学歯学部顎口腔疾患制御外科学教室・主任教授
2010年4月　昭和大学口腔がんセンターセンター長
2014年1月　東京銀座シンタニ歯科口腔外科クリニック院長

〈所属〉
日本がん治療医機構　暫定教育医（口腔外科）専門医
日本口腔外科学会　指導医　専門医
日本顎顔面インプラント学会　指導医
国際口腔インプラント学会（ICOI）　指導医

改訂新版 開業医だから発見できる口腔がん
そのサインの見つけ方と対応法

2016年9月10日　第1版第1刷発行

著　　　者　新谷　悟
　　　　　　しんたに　さとる

発 行 人　北峯康充

発 行 所　クインテッセンス出版株式会社
　　　　　　東京都文京区本郷3丁目2番6号　〒113-0033
　　　　　　クイントハウスビル　電話(03)5842-2270(代表)
　　　　　　　　　　　　　　　　　　(03)5842-2272(営業部)
　　　　　　　　　　　　　　　　　　(03)5842-2279(編集部)
　　　　　　web page address　http://www.quint-j.co.jp/

印刷・製本　サン美術印刷株式会社

Ⓒ2016　クインテッセンス出版株式会社　　　　禁無断転載・複写
Printed in Japan　　　　　　　　　　　　　　落丁本・乱丁本はお取り替えします
ISBN978-4-7812-0507-6　C3047　　　　　　　　定価はカバーに表示してあります